Für Christiane und Lotta –

eure Liebe und die gemeinsame Geschichte

werden mich für immer begleiten.

Das Buch „Eine Handvoll Liebe“ ist eine autobiografische Veröffentlichung, die einer wahren Begebenheit entspricht. Alle Inhalte werden durch den Autor erzählt und entsprechen seiner subjektiven Wahrnehmung der Ereignisse. Medizinische Inhalte sind aus der Sicht des Autors als Laien wiedergegeben.

Frau Heil, Herr Dr. Goelz, Herr Prof. Dr. Kagan, Herr Dr. Müller-Hansen sowie Herr Weidle haben ihrer namentlichen Nennung zugestimmt und die relevanten Manuskriptteile abgenommen. Frau Peters trägt in Wirklichkeit einen anderen Namen – eine namentliche Übereinstimmung mit tatsächlich lebenden Personen wäre rein zufällig und nicht beabsichtigt.

Vielen Dank an alle beteiligten Personen für die freundliche Zustimmung und die Mithilfe zur Veröffentlichung des Buches!

Marcel Landsfried

Eine Handvoll Liebe

Ein extremes Frühchen zwischen Hoffnung,
Verzweiflung und unendlicher Liebe

Manuela Kinzel Verlag

Inhaltsverzeichnis

Eine kleine Zigarrenbox	7
Gemeinsames Zuhause	10
Freudentaumel	13
Ein winkender Gruß	15
Schleudertrauma	19
Flucht nach vorne	27
Ein neues Familienmitglied	31
Music	35
Ein Klopfen früh am Morgen	36
Eins, zwei oder drei …	40
Vorbereitungen	59
Tag der Entscheidung	68
Turbulente Zeiten	73
Sonnentage	78
Eindeutiger Trend	81
Neunundzwanzig nach eins	85
Wie geht's?	97
Tigerente	105
Achterbahn im Dunkeln	115
Gipfelstürmer	125
Nachtschwärmer	130
Ane fest im Arm	137
Klärende Worte	142
Licht der Hoffnung	148
Sternschnuppe	151
Heimreise	156
Zehn Minuten	161
Orientierungslosigkeit	173
Komm Heim	177
Von Liebe bestimmt	180
Unendlich schwere Last	187
Epilog	197
Danksagungen	216
Kinderhospiz- und Jugendhospiz	222

Eine kleine Zigarrenbox

Der Kopf glüht, der Puls klopft von innen unsanft gegen die Stirn. Deutlich ist jeder einzelne Muskel meines gesamten Körpers spürbar. Die letzte Woche auf unserer Baustelle hat deutlichere Spuren hinterlassen als angenommen. Ungläubig schaue ich Christiane an, die neben mir im Bett sitzt. Trotz ihrer ebenfalls anstrengenden Arbeitswoche scheint sie nicht zur Ruhe zu kommen. Offensichtlich ist sie dabei, ihre Nachttischschublade auf den Kopf zu stellen. Schlagartig dreht sie sich freudestrahlend zu mir um und hält eine mit Geschenkschleifen umwickelte Zigarrenbox in den Händen. „Ein kleines Geschenk für Dich nach dem anstrengenden Tag.“ Verwundert schaue ich sie an. Eine Zigarrenbox am späten Abend? Umständlich entferne ich die Geschenkschleifen und öffne die hölzerne Box. Innen liegen nebeneinander drei weiße Stäbchen. Fragend schaue ich Christiane an. Sie grinst über beide Ohren. Erst beim zweiten Blick in die Box fällt mir auf, dass alle drei Stäbchen in der Mitte ein Sichtfenster mit zwei roten Linien haben. Am linken Ende der Stäbe befindet sich jeweils eine Schutzkappe. Auf einen Schlag bin ich hellwach, sitze senkrecht im Bett. Überrascht schaue ich Christiane fragend an. Sie scheint meine vorübergehende Sprachlosigkeit zu erkennen und prustet los. „Herzlichen Glückwunsch Papa! Ich habe gestern drei Tests gemacht mit gleichem Ergebnis. Zur Sicherheit war ich heute bei meinem Frauenarzt und soll Dir einen schönen

Gruß ausrichten. Gratulation: Fünfte Woche! Er hat mir auch zwei Bilder mitgegeben. Quasi als Beweis. Mitte November ist der errechnete Geburtstermin."

Riesige Freude brandet in mir auf. Glücklich liegen wir uns in den Armen. Nun scheinbar doch völlig überraschend ist es so weit. Etwas mehr als zwei Monate vor dem geplanten Einzug in das neue Haus ist das nächste Highlight da. Unser Lebensplan scheint sich trotz mancher Rückschläge nahtlos und fast zu perfekt zusammenzufügen. Beim genaueren Anblick der beiden Bilder ist klar eine schwarze Höhle mit einem winzigen Punkt in der Mitte erkennbar. Um die Höhle herum ist alles grauschwarz. „Das ist die Eizelle mit dem kleinen Knirps drin. Sieht noch nicht aus wie ein kleiner Mensch, oder?" Plötzlich wirkt Christiane nachdenklich. „Endlich hat sich der Traum erfüllt. Und das nachdem ich letzten Monat gekündigt habe. Jetzt finde ich mit der Schwangerschaft hier keinen Job mehr." Diese Tatsache war mir in der unglaublichen Freude über die Zigarrenbox ganz entfallen. Ich hatte bereits vor vier Monaten den Job gewechselt und war vorübergehend bei meinen Schwiegereltern eingezogen. Durch ein zügiges Arbeiten auf der Baustelle konnte unser Umzug um zwei Monate vorgezogen werden. Christiane hatte daher Ende letzten Monats ihren Job gekündigt, damit wir schneller wieder ein normales Leben beginnen konnten. Ein tägliches Pendeln von 280 Kilometern zwischen ihrer Arbeitsstelle und unserem Wohnort stellte einfach keine Option dar. Mit der Schwangerschaft waren wir aber tatsächlich in einer Sackgasse angekommen, was ihre Arbeit anging! Mein Blick wandert zu Christiane. „Mach Dir darüber keine Sorgen – die Schwangerschaft ist unser absoluter

Traum. Zudem ist das wichtigste Ziel, erst einmal wieder in einem gemeinsamen Zuhause zu wohnen." Zufrieden schaut sie mich an. „Das Einzige, das zählt, sind doch wir drei! Das kriegen wir schon hin."

Gemeinsames Zuhause

Mit einem deutlich hörbaren Ruck fährt die Hebebühne gegen die Bordwand des Lkw. „Geschafft“, denke ich erleichtert. Um 20:30 Uhr, und damit später als ursprünglich geplant, sind im Lkw endlich alle Habseligkeiten verstaut, die noch vor drei Stunden in unserer Wohnung im zweiten Stock standen. Vor vier Jahren, beim Umzug am Ende des Studiums, war mein spärlicher Hausrat gerade noch in unseren VW-Bus gegangen. Unglaublich, welche Massen sich seit dem Zusammenzug mit Christiane angesammelt hatten. Allein die neuen Schränke und das Sofa waren jetzt beim Umzug eine sperrige Fracht. Nach einem letzten Rundgang durch die Wohnung verabschieden wir uns von den Umzugshelfern und machen uns auf den Heimweg. Christiane fährt mit ihrem Vater im Auto. Jürgen, der heute mit dem Zug als Umzugshelfer gekommen ist, fährt mit mir im Lkw mit. Beide Fahrzeuge sind randvoll beladen. Als wir mit dem Lkw das Wohngebiet verlassen haben und auf der Bundesstraße eingefädelt sind, überlasse ich die Hauptarbeit dem Tempomat und lehne mich entspannt zurück. Endlich ergibt sich zwischen Baustelle und Umzug wieder einmal die Gelegenheit für ein eingehendes Männergespräch. Bisher ist Jürgen einer der wenigen, die überhaupt von Christianes Schwangerschaft wissen. Ausführlich erzähle ich ihm von den Ereignissen der letzten Zeit, da wir immer wieder nur kurz telefoniert haben.

Obwohl wir uns insbesondere in den ersten Wochen der Schwangerschaft aufs Schlimmste gefasst gemacht hatten, verlief dieser Abschnitt vollkommen unspektakulär. Christiane war während der Phase nicht so fit wie sonst, es gab aber keinerlei Begleiterscheinungen wie Übelkeit oder Heißhungerattacken. Eigentlich war alles wie immer. Rein äußerlich gab es keinerlei Veränderungen. Lachend schaue ich Jürgen an. „Rein äußerlich nicht – innerlich steht unsere Welt aber auf dem Kopf!" Tatsächlich war die Vorfreude auf unseren Zwerg – wie wir das kleine Wesen von Anfang an genannt hatten – grenzenlos. Seitdem die Zigarrenbox wieder gut versteckt im Nachttisch lag, war mein Leben komplett verändert. Jede noch so schwere Arbeit und Aufgabe schien sich seitdem fast wie von selbst zu erledigen. Trotz der heißen Phase bei unserem Hausbau wurde alles einem einzigen geheimen Ziel untergeordnet: Christianes Schwangerschaft.

An einer Parkbucht rechts am Straßenrand halten wir an, um die Ladefläche zu kontrollieren. Nach dem kurzen Aufenthalt geht es weiter. Mittlerweile ist die Dunkelheit vollständig über uns hereingebrochen. Als wir wieder losgefahren sind, denke ich erleichtert an die neu angebrochene Schwangerschaftsphase. „Endlich ist Christiane am Anfang der 13. Schwangerschaftswoche angekommen! Die kritische Zeit ist somit vorbei." Genau die Zeit, über die wir uns am Anfang die meisten Sorgen gemacht hatten. Bei der Untersuchung letzte Woche konnten wir gemeinsam erstmals den kleinen Zwerg ganz deutlich erkennen. Fasziniert verfolgten wir beim Ultraschall die Bilder auf dem Monitor. Klar waren die exakten Konturen erkennbar: Rumpf, Kopf, Arme und Beine. Unglaublich, wie man den Körper bereits nach etwas mehr als 12 Wochen erkennen konnte. Alles schien bereits ausgebildet zu sein. Ein richtiger kleiner Mensch! Auf dem Rücken liegend war der Zwerg dabei schwer in Aktion und teilweise auf dem Ultraschall kaum einzufangen. Auch Christianes Frauenärztin Frau Heil zeigte sich zufrieden mit der Entwicklung. Alle bei Christiane untersuchten Werte konnten als normal angesehen werden – bis auf die Tatsache, dass unser Zwerg etwas zu klein war für sein Alter. Die Größe lag allerdings am unteren Ende des Normbereichs. Zufrieden schaut Jürgen mich vom Beifahrersitz aus an. „Der Geburtstermin ist sowieso nur ein errechnetes Datum. Wenn es zu einer Korrektur von ein paar Tagen kommt, hat dies schon einen Einfluss auf die Größe des Kindes! Wie schaut es denn jetzt nach dem Umzug aus?“ Erleichtert schaue ich ihn an. „Für Christiane war der Abschied sehr schwierig. Ihren Traumjob als Physiotherapeutin an der Schule für körperlich behinderte Kinder aufzugeben und das lieb gewonnene Umfeld sowie ihre kleinen Patienten verlassen zu müssen, das war für sie eine große Belastung. Nach den letzten Wochen kann sie nun endlich wieder etwas zur Ruhe kommen und sich im neuen Zuhause einleben. Wenn das Kind nur schon da wäre – wir freuen uns so!“ Auch wenn es in unserem Leben noch viele weitere wichtige Dinge gab, übte der für uns vollkommen neue und unbekannte Umstand Schwangerschaft doch eine unbeschreibliche Faszination aus.

Freudentaumel

Einen Tag nach dem Umzug sind wir auf dem Weg zu Christianes Großmutter. Normalerweise trifft sich die Familie Sonntagvormittag bei ihr. Heute wollen wir nun endlich von unserem kleinen Zwerg erzählen, der die Familie bald aufmischen soll. Als wir dort angekommen sind, berichten wir von unserem erfolgreichen Einzug gestern. Mit den vielen Umzugshelfern war der Lkw in etwas mehr als einer Stunde leer geräumt. Anschließend galt es, die demontierten Möbelstücke in Kleinarbeit wieder zusammenzubauen und die ersten Kartons zu leeren. Christiane wirft mir lachend einen kurzen verheißungsvollen Blick zu. „Nach der ersten Nacht in unserem neuen Heim fühlen wir uns jetzt fast wie im Urlaub. Zudem wollen wir Euch auch herzlich zu Weihnachten einladen.“ Aufgedreht schaut sie in die Runde und registriert fröhlich, dass alle anderen nicht so recht wissen, was sie Anfang Mai mit dieser Weihnachtseinladung anfangen sollen. „Schließlich war es schon immer so, dass Weihnachten an dem Ort gefeiert wird, an dem das jüngste Familienmitglied lebt. Und das wird dieses Jahr bei uns sein!“ Gespannt schaue ich während den Ausführungen in die Runde. Ihre Oma scheint die Botschaft als Erste verstanden zu haben. Überglücklich springt sie auf und umarmt Christiane. Wenige Sekunden später sitzen wir in einem Meer von Glückwünschen und Freudentränen. Stolz zeigen wir die ersten Ultraschallbilder des Zwergs und erzählen detailliert von den letzten Wochen. Nach dem Tod von Christianes Großvater wenige Wochen zuvor und der für die gesamte Familie anstrengenden Bauphase fühlen wir uns wie im siebten Himmel. „Auch wenn das Leben nicht immer einfach ist – man kann alles erreichen, wenn man nur will und zielstrebig darauf hinarbeitet", denke ich stolz. Glücklich nehme ich Christiane in den Arm. Nach den fast zehn Jahren Fernbeziehung, teilweise über Kontinente hinweg, haben wir endlich ein gemeinsames Zuhause gefunden. Spätestens an Weihnachten werden wir uns im neuen Heim vollständig eingerichtet haben. Gemeinsam sehe ich uns mit dem dann bereits geborenen Zwerg vor dem Holzofen sitzen und Geschenke auspacken. Obwohl es in den ersten zwölf Wochen keinerlei Schwierigkeiten und Probleme gegeben hatte, war diese aus unserer Sicht kritische Phase immer etwas mit Angst verbunden gewesen. Mittlerweile war die Sorge um eine Fehlgeburt gewichen. Der kleine Zwerg schien sich rundum wohl zu fühlen!

Ein winkender Gruß

Vier Wochen nach unserem Einzug und der Bekanntgabe der Schwangerschaft sitzen wir Anfang Juni wieder im Wartezimmer von Frau Heil. Die nächste Routineuntersuchung steht an. Lächelnd schaue ich Christiane an, die unruhig neben mir sitzt. Sie beugt sich zu mir rüber. „Ich freu mich riesig auf den Zwerg! Jetzt sehen wir ihn wieder – schauen wir, wie er heute aussieht und wie viel er schon gewachsen ist." Auch meine Vorfreude ist unbeschreiblich groß. Die letzten vier Wochen schienen wie im Flug vergangen zu sein. Während ich früher beruflich permanent unterwegs gewesen war, genossen wir zum ersten Mal in unserer Beziehung einen geregelten gemeinsamen Wochenablauf. Bereits nach wenigen Tagen hatten wir uns im Haus trotz des noch vorherrschenden Chaos' perfekt eingelebt. Der Sommer war endgültig angekommen und das Leben bereits jetzt unbeschreiblich schön in unserer noch ganz jungen Familie.

Meine Befürchtung, Christiane könnte nach dem Abschied in ein tiefes Loch fallen, blieb zum Glück aus. Zu beschäftigt war sie nach dem Einzug damit, das noch bestehende Umzugschaos im Haus zu strukturieren und die restlichen Arbeiten der Handwerker zu koordinieren. Auch ich war froh, bei diesen Tätigkeiten tatkräftige Unterstützung zu bekommen. Über allem stand nach wie vor unser kleiner Zwerg. Als Planungsfanatiker war es für uns beide eine Wonne, alle Menschen in unserem Umfeld über die Schwangerschaft einzuweihen. Bereits im Vorfeld planten wir im Detail, wer wann wie davon erfahren sollte und machten uns einen Spaß daraus, zu spekulieren wie die Reaktionen ausfallen würden. So war es zum Beispiel meiner Mutter nicht ganz klar, warum sie beim ersten Abendessen bei uns plötzlich ein Buch mit Tipps für Großmütter geschenkt bekam. Erst als sich meine Schwester und Christiane freudestrahlend in den Armen lagen, schien die Situation geklärt.

Mit einem Ruck geht die Türe des Wartezimmers auf und Frau Heil steht im Raum. „Familie Landsfried, lassen Sie uns schauen, was sich getan hat." Gespannt folgen wir ihr ins Untersuchungszimmer. Die Vorfreude ist kaum mehr zu bremsen. Nach der Besprechung von Christianes allgemeinem Befinden ist es endlich so weit. Nach kurzem Suchen taucht der Zwerg mitten auf dem Monitor auf. Wow – er sieht mittlerweile riesig aus! Allein der überdimensional große Kopf füllt fast ein Viertel des Monitors aus. Beine und Arme strampeln kräftig. Prüfend schaue ich Frau Heil an. Sie lächelt. „Ganz schön aktiv der Kleine. Der Herzschlag ist deutlich sichtbar." Fragend schaue ich auf den Monitor. Frau Heil scheint meine Orientierungslosigkeit zu erkennen. Erst als sie auf die Stelle zeigt, an der das Herz für mich kaum wahrnehmbar schlägt, registriere ich tatsächlich die Bewegungen. Langsam fährt sie mit dem Schallkopf scheinbar um den Zwerg herum. „Beide Arme und Beine sind deutlich erkennbar, der Kopf ist ebenfalls in Ordnung. Sicherlich können wir dies in dem jetzigen Stadium noch nicht abschließend beurteilen, aber es sieht sehr gut aus. Durch die gekrümmte Lage und die schnellen Bewegungen wird die Größenmessung allerdings schwierig werden." Fasziniert verfolge ich den Ablauf der Messung, die sich tatsächlich als schwierig herausstellt. Mittendrin fährt plötzlich der rechte Arm des Zwergs schnell mehrere Male auf und ab. Christiane ist außer sich. „Da winkt uns jemand zu!" Glücklich greife ich nach ihrer Hand. Freudestrahlend schauen wir uns an.

Als die Untersuchung abgeschlossen ist, halte ich glücklich zwei neue Ultraschallbilder in der Hand. Selbst auf den statischen Bildern ist der Zwerg durch seine Schräglage Kopf über noch als überaus aktiv erkennbar. Frau Heil macht einen zufriedenen Eindruck. „Die körperliche Entwicklung ist für mich sehr gut. Bei der regen Aktivität waren leider weder das Geschlecht erkennbar noch eine ordentliche Größenmessung möglich. Für meinen Geschmack ist das Kind etwas klein. Ich werde daher den Geburtstermin um vier Tage nach hinten korrigieren. Zur Sicherheit überweise ich Sie zu einer Feindiagnostik in rund vier Wochen, damit die körperliche Entwicklung und das Wachstum mit einem besseren Ultraschallgerät überprüft werden können. Sie sollten sich davon aber nicht beunruhigen lassen. Es handelt sich um eine reine Vorsichtsmaßnahme, da wir dieses Mal noch nicht richtig messen konnten. Wir sehen uns dann in den Tagen nach der Feindiagnostik wieder, um die Ergebnisse zu besprechen. Sollte es zwischendurch Probleme oder Fragen geben, melden Sie sich." Glücklich bedanken wir uns und verlassen das Untersuchungszimmer. Wieder einmal kann ich das Glück kaum fassen, ausgerechnet in der Praxis von Frau Heil untergekommen zu sein. Der durch den anstehenden Umzug notwendige Wechsel von Christiane zu einem neuen Frauenarzt hatte sich anfangs als fast unmöglich herausgestellt. Es schien, als ob ein Wechsel während einer Schwangerschaft praktisch nicht machbar sei. Über meine Mutter kamen wir schließlich bei Frau Heil unter, was sich als absoluter Glücksgriff herausstellte.

Schleudertrauma

Eilig schalte ich meinen Computer aus und verlasse das glühend heiße Büro. Bei der Hitze ist es angenehm, das Rennrad bis morgen im Keller stehen lassen zu können und nicht nach Hause radeln zu müssen. Wie vereinbart ist Christiane bereits da und wartet im Auto. Gemeinsam machen wir uns auf den Weg zum Feindiagnostiktermin. Stolz schaue ich sie an. In der jetzt 20. Schwangerschaftswoche ist an ihrem Bauch schon klar erkennbar, dass der kleine Zwerg unterwegs ist. Offensichtlich wird er größer und größer. Täglich warten wir gespannt auf das erste Klopfzeichen. Obwohl mich die Schwangerschaft von Anfang an fasziniert und beschäftigt hat, bin ich dem Zwerg deutlich näher, seit er auch sichtbar ist. Die Vorfreude steigert sich von Tag zu Tag ins scheinbar Unermessliche. Im Parkhaus angekommen, laufen wir durch die Fußgängerzone zur Praxis. In der Innenstadt tobt das Sommerleben. In den Straßencafes sind überall gut gelaunte Menschen versammelt. Christiane schaut mich an. „Lass uns auf dem Rückweg auch irgendwo etwas trinken. Es ist wirklich ein toller Sommertag heute. Ich freue mich so auf unseren Urlaub.“ Auch bei mir ist die Vorfreude riesig. In vier Wochen haben wir endlich Urlaub. Mit unserem VW-Bus wollen wir spontan mindestens eine der zwei Wochen an einen bayerischen See fahren. Da wir in den Bus ein Bett eingebaut haben, wird der

Urlaub auch während Christianes Schwangerschaft auf einem Campingplatz entspannt werden.

Kurze Zeit später sitzen wir im Wartezimmer der Praxis. Längst habe ich mich daran gewöhnt, bei den Terminen als normalerweise einziger Mann unter vielen Frauen zu sitzen. Als wir aufgerufen werden, folgen wir der Ärztin ins Untersuchungszimmer. Zu unserer Erleichterung ist es dort angenehm kühl. In der rechten Ecke des Zimmers steht ein Schreibtisch. Hinter der Untersuchungsliege im linken Teil befindet sich ein Großaufgebot an medizinischen Geräten. Der Raum ist durch Rollos abgedunkelt, das Licht ist eingeschalten. Durch das geöffnete Fenster hinter dem Schreibtisch dringt leise das Leben der Fußgängerzone zu uns herauf. Wir setzen uns auf die beiden freien Stühle seitlich am Schreibtisch. Die Ärztin nimmt am Schreibtisch Platz und gibt Daten aus Christianes Mutterpass in ihren Computer ein. Anschließend lächelt sie uns an. „Wir werden in der Feindiagnostik heute einen genauen Blick auf Ihr Kind werfen. Wichtig sind die Kontrolle aller Organe und Extremitäten sowie die Überprüfung der Versorgung Ihres Kindes. Bitte nehmen Sie auf der Liege Platz.“ Während Christiane sich auf die Liege begibt, setze ich mich auf den freien Stuhl seitlich neben ihr.

Beide haben wir einen guten Blick auf den Monitor des Ultraschallgeräts. Erst als der kleine Zwerg auf dem Bildschirm auftaucht, begreife ich fasziniert, dass das Ultraschallgerät die Bilder im 3D-Format ausgibt. Mein Herz schlägt höher – so real habe ich den Zwerg noch nie gesehen! Unbändige Freude kommt in mir auf. Trotz der winzigen Körpergröße sieht er bereits aus wie ein richtiges Kind. Auch Arme und Beine bewegen sich wie bei einem kleinen Kind. Nach der ersten Rundumsicht in 3D wird auf eine normale Perspektive gewechselt. Langsam prüft die Ärztin Schritt für Schritt jedes einzelne Körperteil und kommentiert immer wieder die einzelnen Untersuchungsergebnisse. „Beide Beine und Arme sind gut ausgebildet. Wenn wir Hände und Füße wie hier im Großbild sehen, sind ganz deutlich alle Finger und Zehen erkennbar. Auch die Gelenke an den Fingern und Zehen sind gut ausgebildet. Wollen Sie eigentlich das Geschlecht wissen oder kennen Sie es bereits?“ Christiane reagiert prompt. „Nein, wissen wir noch nicht. Was wird es denn?“ Lächelnd schaut uns die Ärztin an. „Es wird ein Mädchen. Ohne Zweifel.“ Christiane streckt jubelnd die linke Faust in die Höhe. Insgeheim hatten wir schon von Anfang an vermutet, dass es ein Mädchen werden würde. Auch konkrete Ideen für Mädchennamen waren schon vorhanden. Glücklich schaut Christiane mich an und greift nach meiner Hand. Gemeinsam verfolgen wir gespannt die weitere Untersuchung. Sowohl der Rücken als auch der Kopf sind auf dem Ultraschall ganz deutlich erkennbar. Beides ist gut ausgebildet, der Rücken nicht offen. Bei der Detailkontrolle des Kopfes wird sogar das Gehirn sichtbar. Die Ärztin scheint zufrieden zu sein. „Auch im Gehirn können Sie bereits klar die einzelnen Strukturen erkennen. In seiner Gänze ist alles vollständig angelegt!“

Glücklich drücke ich Christianes Hand. Immer wieder werden eine Vielzahl von Ultraschallbildern und Messwerte von Knochenlängen oder Durchmesser von Gehirnstrukturen gespeichert. Nach der unauffälligen Prüfung der wichtigsten Organe wie Leber und Magen folgen eine Prüfung der Herztöne sowie eine Messung von Blutzu- und -abfluss im Herz. Die Ärztin schaut uns an. „Es handelt sich um die sogenannte Doppler-Untersuchung. Der Doppler ist ein spezielles Ultraschallverfahren, bei dem wir zusätzlich die Fließgeschwindigkeit des Blutes in den Gefäßen messen und bildlich darstellen können. Sie sehen hier bei der Untersuchung des Herzens blaue und rote Bewegungen. Dies sind die Blutzu- und -abflüsse, die wir auf diese Weise genau erfassen und auswerten können." Beide lauschen wir glücklich den Herztönen des kleinen Zwergs.

Dann ist die Untersuchung beendet. Glücklich sitzen wir am Schreibtisch der Ärztin, die die einzelnen Bilder und Messwerte am Computer nochmals prüft. Meine innerliche Stimmung ist ausgelassen – kein einziger auffälliger Messwert, kein einziges Problem! Nach wenigen Minuten schaut die Ärztin Christiane an. „Können Sie mir bitte nochmals den Mutterpass geben? Die genommen Messwerte passen exakt zur Größe des Kindes – allerdings passt die Größe insgesamt nicht zur errechneten Schwangerschaftswoche. Wir sollten nochmals über die alten Ultraschallbilder prüfen, ob ein Rechenfehler vorliegt." Während sie die Messwerte auf den älteren Bildern überprüft, schauen wir fasziniert die neuen Fotos im 3D-Format durch. Unser Zwerg ganz real vor uns! Plötzlich wendet sich die Ärztin uns zu. „Wenn meine Messwerte tatsächlich stimmen, gibt es ein Problem mit dem Wachstum Ihrer Tochter. Sicherheitshalber möchte ich die Werte aber nochmals nachmessen." Überrascht schauen wir sie an. Erst langsam realisiere ich die Bedeutung ihrer Aussage: „... ein Problem mit dem Wachstum unserer Tochter!"

Unsicher nimmt Christiane auf der Untersuchungsliege Platz. Der Raum wird erneut abgedunkelt. Während der Untersuchung herrscht dieses Mal eine eisige Stille. Trotz der wenigen Worte der Ärztin haben wir den Ernst der Lage sofort begriffen. Mochte die körperliche Entwicklung des Zwergs noch so gut sein, konnte ein verlangsamtes Wachstum in dieser Phase bereits einen ernsthaften und gefährlichen Hintergrund haben! Verzweiflung beginnt in mir aufzusteigen. Deutlich ist die Unsicherheit spürbar. Innerlich bin ich längst auf einer emotionalen Achterbahn. Wie gravierend ist das Problem mit dem Wachstum? Welche Folgen hat dies für unseren Zwerg? Könnten wir ernsthafte Probleme bekommen? Mein Kopf stemmt sich dagegen: Es kann sich nur um einen Rechenfehler handeln! Bestimmt gibt es eine rationale Erklärung für dieses verlangsamte Wachstum! Christiane und ich waren beide bei der Geburt sehr klein gewesen! Trotz der vielen Argumente, die offenbar ganz sachlich gegen ein gravierendes Problem sprechen, stehe ich direkt am Abgrund. Scheinbar ist die Erdscheibe doch flach! Vor mir sehe ich einen bedrohlich großen dunklen Krater. Die einzige rettende Verbindung ist Christianes Hand, die ich während der scheinbar endlos dauernden zweiten Untersuchung fest umklammere.

Nach einer qualvollen Ewigkeit ist die Untersuchung beendet. Als wir wieder am Schreibtisch sitzen und die Ärztin die neuen Messdaten im Computer überprüft hat, schaut sie uns sorgenvoll an. „Die Messdaten aus beiden Untersuchungen sind leider korrekt. Frau Heil hatte den Geburtstermin bei der letzten Untersuchung etwas nach hinten korrigiert. Dies ist aus meiner Sicht auch korrekt. Ihre Tochter müsste dann aber trotzdem größer sein, als sie aktuell ist. Die Messwerte am Herz und an der Nabelschnur zeigen für mich in dieser Schwangerschaftswoche damit leider eindeutig, dass es einen ernsthaften Versorgungsengpass gibt!“

Bereits nach den ersten Worten habe ich den Bodenkontakt zur Erde verloren, stürze nach dem unfreiwilligen Abheben den dunklen, eiskalten Abgrund hinab. Im anfänglichen freien Fall schleudere ich ganz unkontrolliert und wild hin und her. Keinerlei Kontrolle ist mehr vorhanden über die Situation! Der rasante Sturz wird von einem ohrenbetäubenden Lärm begleitet. Der eiskalte Wind lässt mein Gesicht erstarren. Verzweifelt versuche ich mich zu stabilisieren. Panik breitet sich aus.

Zutiefst geschockt schauen Christiane und ich uns an. Auch in ihren Augen ist nichts als stummes Entsetzen erkennbar. Nachdem ich mich etwas gefangen habe, schaue ich die Ärztin an. Ich versuche den Reserveschirm zu finden, der den momentanen freien Fall bremsen kann. „Was bedeutet dies für uns konkret? Welche Möglichkeiten gibt es?“ Sie öffnet an ihrem Computer ein Fenster mit unzähligen Messwerten und einem Diagramm. „Schauen Sie: Der grau schattierte Bereich auf diesem Diagramm stellt den erwarteten Wachstumskorridor dar. Die rote Linie gibt den tatsächlichen beziehungsweise den ab dem heutigen Tag prognostizierten Wachstumsverlauf Ihres Kindes an. Bis vor drei Wochen haben wir uns noch am unteren Ende des Korridors bewegt. Seitdem ist die Kurve deutlich abgefallen. Grundsätzlich kann dies auch an einer chromosomalen Störung, d.h. einer körperlichen oder geistigen Behinderung Ihres Kindes liegen. Auf

Basis der heutigen Untersuchungen können wir dies nicht ausschließen. Ich empfehle Ihnen daher dringend eine Fruchtwasseruntersuchung durchführen zu lassen, um diese Frage zu klären. Nach allem was wir sehen ist eine solche Ursache aber trotzdem unwahrscheinlich, da Ihre Tochter vom organischen Wachstum und von ihren Gehirnstrukturen her vollkommen unauffällig ist." Sie öffnet ein neues Fenster mit anderen Messdaten. „Allerdings sehen wir sehr deutlich, dass die Blutzufuhr und der -abfluss sowohl im Mutterkuchen, der sogenannten Plazenta, als auch an der Nabelschnur und dem Herz Ihrer Tochter in Anbetracht der Schwangerschaftswoche zu gering sind. Dies deutet klar auf eine Unterversorgung, eine sogenannte Plazentainsuffizienz, hin."

Der Grund für das verzögerte Wachstum leuchtet mir mittlerweile ein. Nicht einordnen kann ich hingegen die Folgen, die sich hieraus für uns ergeben. Nach einer kurzen Pause fährt sie fort: „Es tut mir leid dies feststellen zu müssen, aber mit einer Insuffizienz in dieser Form müssen wir froh sein, wenn wir die 25. Schwangerschaftswoche erreichen." Ich sacke mutlos in meinem Stuhl zusammen. Wir müssen froh sein, noch vier Wochen zu überstehen? Und dann? Der gerade geöffnete kleine Rettungsschirm über mir klappt schlagartig in sich zusammen. Immer schneller schleudere ich wieder den Abgrund hinunter. Mühsam ringe ich nach Luft. Die Ärztin fährt fort: „Das Problem ist, dass dies genau die Grenze ist. Frühchen sind ab der 24. Woche überhaupt erst ansatzweise lebensfähig." Ich schaue Christiane an. Sie sitzt kerzengerade mit weit aufgerissenen Augen auf ihrem Stuhl neben mir. „Bedeutet das, wir müssen jeden Tag Angst haben, dass unser Kind stirbt?“, höre ich sie mit zitternder Stimme fragen. Die Ärztin schüttelt energisch den Kopf. „Nein, auf keinen Fall. Wir können mit der heutigen Untersuchung eindeutig prognostizieren, dass Ihr Kind die nächsten zwei Wochen ausreichend versorgt ist. Vorausgesetzt natürlich, es treten keine außergewöhnlichen Umstände ein. In zwei Wochen wird erneut zu prüfen sein, wie die Situation ist. Es kann sein, dass die Untersuchung ein ähnliches Bild ergibt und weiter abgewartet werden kann. Dies ist nach den vorliegenden Untersuchungsergebnissen aber nicht vorhersagbar. Besonders heikel wird es, wenn wir die Grenze der Überlebensfähigkeit gerade so erreichen und die Versorgung dann nicht mehr ausreicht. Leider gibt es keine Eingriffsmöglichkeit bei einem Versorgungsengpass. Sie sollten deshalb mit Ihrer Frauenärztin besprechen, wie das weitere Vorgehen ist.“ Schockiert schauen wir uns an. Mit dieser dramatischer Wendung der Untersuchung hatten wir nicht gerechnet. Verzweiflung macht sich breit. Durch das geöffnete Fenster nehme ich die fröhlichen Stimmen aus der Fußgängerzone wahr. Sie scheinen wie aus einer anderen Welt zu kommen. Aus einer Welt, deren selbstverständlicher Teil wir noch bis vor wenigen Minuten gewesen sind und vielleicht nie mehr sein werden. Aus einer Welt, von deren Kante aus wir gerade einen unbekannten, endlosen Abgrund hinabstürzen.

Flucht nach vorne

Nachdem ein Termin in zwei Wochen zu einer erneuten Kontrolle vereinbart ist, taumeln wir gemeinsam aus der Praxis. Beide wollen wir nur noch nach Hause, die Haustüre abschließen und uns in eine Welt retten, in der es eine ernsthafte Bedrohung für unseren kleinen Zwerg nicht gibt. Einfach alleine sein. In meiner Verzweiflung kann ich die Umgebung nur noch verschwommen wahrnehmen. Auf direktem Weg laufen wir zum Auto. Alle Menschen, die uns auf dem Weg mitten durch die Innenstadt begegnen, schauen uns entweder verstört an oder schauen weg. Mir ist alles egal. Die Welt, in der wir vor nicht einmal zwei Stunden in die Praxis gelaufen sind, existiert nicht mehr. In der neuen, dunklen Welt gibt es nur noch uns drei: Christiane, den Zwerg und mich. Endlich im Auto angekommen, liegen wir uns erschüttert in den Armen. Eine solch niederschmetternde Diagnose! Klar spüre ich, wie wir in diesem Moment aus dem freien Fall in einem schwerelosen, undefinierbaren Zustand der Hoffnungslosigkeit und Verzweiflung ankommen.

Vollkommen benebelt starte ich den Motor und fahre wie ferngesteuert los. Christiane ringt auf dem Beifahrersitz tränenüberströmt um Worte: „Versorgungsengpass! Unser kleiner Zwerg! Dabei ist sie doch ganz gesund und lebendig. Was passiert, wenn die Versorgung in zwei Wochen nicht mehr ausreichen wird? Ich versteh das nicht, ich verstehs einfach nicht!" Beide sind wir erschüttert. Stumm hängen wir auf der Heimfahrt in Tränen aufgelöst unseren Gedanken nach. Mittlerweile tobt in mir längst der alt bekannte Kampf zwischen Gefühl und Kopf. Trotz der grenzenlosen Verzweiflung und Niedergeschlagenheit arbeitet mein Kopf auf Hochtouren gegen den drohenden Zustand der emotionalen Kapitulation an. Der Kopf signalisiert immer deutlicher, dass trotz der pechschwarzen Wolken am Himmel noch winzige hoffnungsvolle Sonnenstrahlen schimmern. „Steh auf", tönt es durch meine heiß pochende Schädeldecke hindurch. Ganz langsam formiert sich Widerstand gegen diese offensichtlich sinnlose Katastrophe. Allmählich gewinnt mein Kopf die Oberhand. Mehr und mehr setzt sich eine einzige Gewissheit fest: Wenn wir jetzt aufgeben, haben wir den wichtigsten Menschen in unserem gemeinsamen Leben ganz sicher verloren! Unsere Aufgabe als werdende Eltern ist es, für unser Kind zu kämpfen und alles zu geben, was in unserer Macht steht! Und das Einzige, das überhaupt noch in unserer Macht steht, ist die Hoffnung hochzuhalten! Die Hoffnung daran, dass wir uns gemeinsam mit dem Zwerg aus diesem tristen, dunklen Abgrund wieder auf die Welt zurück retten können. Ganz deutlich spüre ich, was die Hoffnung als einzige treibende Kraft unerbittlich am Leben hält: die bedingungslose Liebe zu unserem kleinen Zwerg. Dem trotz aller Schwierigkeiten zweifellos wichtigsten Menschen in unserem gemeinsamen Leben!

Endlich Zuhause angekommen, schleichen wir nach diesem niederschmetternden Termin ins Haus und lassen uns verzweifelt aufs Sofa im Wohnzimmer fallen. Noch immer sind wir fassungslos über die plötzliche Wendung und damit auch das katastrophale Ergebnis der Untersuchung. Zutiefst verzweifelt. Ein bisher unbekanntes Gefühl von Sinnlosigkeit breitet sich aus. Wie ist eine solche Katastrophe abseits von medizinischen Fakten erklärbar? Erst nach und nach taucht der Gedanke der Hoffnung von der Heimfahrt wieder in meinem Kopf auf. Trotz der unwiderlegbaren Erkenntnis, dass wir für unseren Zwerg selbst in dieser schwierigen Situation verantwortlich sind und optimal handeln müssen, falle ich immer wieder in den Zustand purer Verzweiflung zurück. Wie können wir mit dieser Gewissheit leben? Wie soll es uns gelingen, die Hoffnung in einer derartigen Situation hochzuhalten?

Als wir uns eine gefühlte Ewigkeit nach unserer Ankunft etwas beruhigt haben, erzähle ich Christiane von meinen Überlegungen, was die Verantwortung dem kleinen Zwerg gegenüber angeht. Für sie ist meine Sichtweise anfänglich schwierig. Nach und nach schöpfen wir jedoch wieder einen kleinen Funken Hoffnung. Auch bei Christiane scheint sich trotz aller Verzweiflung die Überzeugung durchzusetzen, dass wir die Situation, wenn überhaupt, nur durch eine Flucht nach vorne retten können. Traurig schaut sie mich an, streichelt immer wieder über ihren Bauch. „Die Hilflosigkeit ist für mich das Schlimmste. Es stimmt aber schon – wir können nur helfen, wenn wir uns nicht vollständig aufgeben. Der kleine Zwerg braucht gerade jetzt unsere volle Unterstützung, so schwierig dies für uns auch wird!“ Trotz aller Verzweiflung gibt uns die gemeinsame Entscheidung ein wenig Hoffnung. Wir beschließen, Frau Heil am nächsten Tag anzurufen um das weitere Vorgehen zu besprechen. Vielleicht gibt es doch wider Erwarten weitere Möglichkeiten. Zudem fassen wir noch einen Vorsatz: Der kleine Zwerg soll schnellstmöglich einen Namen bekommen, den wir auch verwenden wollen, wenn wir unter uns sind. Keinesfalls soll das schreckliche Untersuchungsergebnis uns auseinanderbringen. Bereits jetzt war der Zwerg ein fester Bestandteil unserer Familie und hatte damit auch einen Namen mehr als verdient. Trotz der für uns drei bedrohlichen Lage waren wir bereits jetzt eine kleine Familie!

Ein neues Familienmitglied

Zwei Tage nach dem katastrophalen Termin bei der Feindiagnostik sitzen Christiane und ich gemeinsam beim Abendessen auf unserer Terrasse. Trotz des hoffnungsvollen Vorsatzes den wir gefasst haben, ist uns beiden der gewaltige Absturz deutlich anzumerken. Zweifelsfrei hat der Augenblick, der uns letzten Montag schlagartig den Erdboden unter den Füßen weggezogen hat, unser Leben für immer verändert. Die unbekümmerte Leichtigkeit scheint auf einen Schlag dahin zu sein. In den letzten Jahren hatten wir unseren Lebenstraum durch konsequente Arbeit und Planung selbst gestaltet. Alle Türen standen auf dem bisherigen Weg offen. Die große Herausforderung war es, sich aktiv für die richtige Türe zu entscheiden, statt sich durchs Leben treiben zu lassen. Sobald eine Entscheidung einmal feststand, galt es die Hindernisse auf dem Weg zur Türe zu überwinden. So war zum Beispiel die Entscheidung in unsere Heimatstadt zurückzuziehen sehr schwierig gewesen. Ab dem Zeitpunkt, an dem diese jedoch final gefällt war, hatten sich viele Dinge einfacher ergeben, als ursprünglich befürchtet. Dies passte zu unserer inneren Überzeugung, dass man die Welt sprichwörtlich aus den Angeln heben kann, sofern man nur konsequent darauf hinarbeitet.

Seit der katastrophalen Diagnose geriet diese Überzeugung radikal ins Wanken. Machtlos und ohne Entscheidungsmöglichkeit waren wir von der Wucht der Diagnose erschlagen worden. Auch unser Umfeld reagierte bestürzt auf die Neuigkeiten. Wir hatten noch am Abend der Feindiagnostik beschlossen, unseren engsten Familien- und Freundeskreis nach und nach über die dramatischen Untersuchungsergebnisse zu informieren. Es tat gut, auch mit anderen Menschen über die Vorfälle sprechen zu können. Zudem konnten wir uns darauf verlassen, dass jeder bei einem möglichen Notfall über den Ernst der Lage informiert war und uns abhängig von der jeweiligen Situation entweder unterstützen oder in Ruhe lassen würde. Vorgenommen hatten wir uns aber auch, außer diesem Kreis keine weiteren Personen zu informieren. Da davon auszugehen war, dass die dramatischen Ereignisse trotzdem irgendwann die Runde machen würden, nahmen wir uns vor, gut gemeinten Ratschlägen und Erfahrungsberichten soweit wie möglich auszuweichen.

Am Tag nach der Feindiagnostik hatte sich Frau Heil am späten Abend telefonisch bei Christiane gemeldet. Der Arztbefund war bereits in ihrer Praxis eingetroffen. Obwohl auch sie besorgt war durch die Untersuchungsergebnisse und sie deren medizinische Bedeutung im Großen und Ganzen nur bestätigen konnte, schien Christiane nach dem längeren Telefonat endgültig neuen Mut gefasst zu haben. Auch Frau Heil war davon überzeugt, dass wir unserem Kind nur durch eine Flucht nach vorne weiterhelfen konnten. Erklärtes Ziel war unter Berücksichtigung der gemessenen Werte die Schwangerschaftswoche 28. Trotz der großen Risiken gab es dabei auch zahlreiche Beispiele extremer Frühchen, die sich bei einem vergleichbar schweren Start ins Leben hervorragend entwickelt hatten. Aus medizinischer Sicht riet sie uns dazu, die nächste Feindiagnostik noch abzuwarten und dann mit den Untersuchungen direkt in eine Klinik zu gehen, die auch auf die Betreuung extrem kleiner Frühchen spezialisiert war. Dies gab uns die Sicherheit, direkt Kinderärzte einbinden zu können – sofern die Lage ernst werden sollte. Das weitere Vorgehen bezüglich einer Fruchtwasseruntersuchung war schnell geklärt. Christiane und ich hatten uns bereits am Abend der Feindiagnostik gegen eine solche Untersuchung entschieden. Wir hätten über die konkrete Ursache zweifelsfrei mehr Klarheit erhalten. Allerdings würde diese Klarheit zu keinerlei Konsequenzen für unser weiteres Handeln führen. In jedem Fall standen wir zu unserem kleinen Zwerg und waren zu einem Abbruch der Schwangerschaft nicht bereit. Die ungeklärte Frage nach chromosomalen Störungen hatte somit keinen Einfluss auf unsere Entscheidungen und würde höchstens weitere Unruhe in unser Leben bringen.

Wir waren glücklich darüber, in der aktuellen Situation eine Frauenärztin zu haben, die an unserer Situation professionell Anteil nahm. Obwohl die Betreuung weit über die medizinische Versorgung hinausging, hatten wir nicht das Gefühl, dass uns Entscheidungen durch gezielte Ratschläge abgenommen wurden. Wir fühlten ganz deutlich, dass wir trotz der angespannten Situation selbst über den weiteren Weg entscheiden wollten. Für die nächste Woche hatten wir nochmals einen regulären Untersuchungstermin bei Frau Heil vereinbart.

Nach dem Abendessen wollen wir nun unseren Vorsatz der Namensfindung in die Tat umsetzen. Da wir aus vergangenen

Diskussionen unsere unterschiedlichen Vorstellungen von Kindernamen kennen, machen wir uns auf eine längere Diskussion gefasst. In unserer wenig spontanen Art hatte jeder für sich längst Favoriten gesammelt. Verblüfft stellen wir fest, dass jeder nur Vorschläge für Mädchennamen gesammelt hat. Während Christiane mehr als ich davon überzeugt war, dass es ein Mädchen werden würde, konnte ich mich für keinen männlichen Namen begeistern. Obwohl kein einziger unserer Namen doppelt vorkommt und es mehrere kleine, hitzige Diskussionen gibt, scheint der Name nach wenigen Minuten festzustehen. Christiane strahlt über beide Ohren, als sie den Namen ausspricht: „Lotta Emilia – so soll der kleine Zwerg heißen." Trotz der großen Freude schauen wir uns vollkommen perplex an. Mit dieser schnellen Namensfindung hat keiner von uns gerechnet! Immer wieder lesen wir den Namen fasziniert laut vor. Vorerst wollen wir ihn nicht verraten und nur aussprechen, wenn wir unter uns sind. Trotzdem sind wir beide gespannt, wer den Namen als Erster unfreiwillig erwähnen und damit bekannt geben wird.

„Music“

Freitagabend bin ich auf einen Schlag wieder zurück. Mittendrin im Leben. Alle Sorgen sind plötzlich gelöst. Ich sitze auf einer Open Air Bühne. Der gesamte Marktplatz ist mit Menschen überfüllt. Die Töne aus meinem Saxophon vermischen sich mit denen der über 70 Musiker um mich herum. Sie verschmelzen zu einer gigantischen Musik. Bereits beim ersten Ton schienen alle Sorgen nichtig zu sein. Vertrieben von der Musik. Die Welt, in der ich mich in diesem Moment befinde, ist gigantisch – sorgenfrei und unbeschwert. Auch wenn es sich um eine Scheinwelt handelt. Bei „Music“ von John Miles erreicht meine Stimmung einen Höhepunkt. Die Dämmerung ist gerade dabei, das letzte Sonnenrot zu verschlingen. Zum ersten Mal seit der Katastrophe Anfang der Woche bin ich zutiefst davon überzeugt, dass wir es schaffen werden. Es gibt keinen Zweifel – wir werden allen Fakten zum Trotz kämpfen. Für Lotta! Um ihr jede noch so kleine Chance bieten zu können! Während einer längeren Pause in der Mitte des Stücks schaue ich ins Publikum und kann Christiane erkennen. Mit dem kleinen Zwerg im Bauch. Wir werden es schaffen. Gemeinsam! Wir werden Lotta, die uns als Kind geschenkt wurde, nicht mehr hergeben!

Ein Klopfen früh am Morgen

„Lotta!“ Früh am Morgen werde ich durch den aus weiter Ferne kommenden Ausruf und ein heftiges Rütteln an meiner Schulter wach. Neben mir sitzt Christiane hellwach im Bett. Schlaftrunken schaue ich sie irritiert an. Total aufgelöst zeigt sie auf ihren Bauch. „Sie ist da! Gerade hat sie mehrmals ganz leicht gegen meine Bauchdecke getreten!“ Schlagartig bin auch ich hellwach und lege meine Hand auf die Stelle, an der Christiane den letzten Tritt gespürt hat. Mehrere Minuten vergehen, ohne dass etwas passiert. Enttäuscht möchte ich mich gerade wieder hinlegen, da ist plötzlich ein leichter, aber trotzdem deutlich wahrnehmbarer Druck spürbar. „Da, wieder!“ Christiane ist begeistert. „Spürst Du das auch?“ Riesige Freude steigt in mir auf. Lotta ist wirklich da und auch für mich endlich greifbar! Der erste Vater-Tochter-Kontakt überhaupt! Glücklich umarme ich Christiane ohne meine Hand von ihrem Bauch zu lösen. Ich schaue sie an. „Unglaublich – das muss aber heißen, dass sie wirklich wächst und zumindest etwas kräftiger wird.“ Beide liegen wir total gerührt nebeneinander. Ein helles Licht der Hoffnung strahlt über uns!

Dabei waren die zwei zurückliegenden Wochen seit meinem Höhenflug beim Open Air eine permanente emotionale Berg- und Talfahrt. Zwar hatten wir einen Weg gefunden, mit der enormen Belastung umzugehen, die uns ständig begleitete. Jedoch brachen die Zweifel immer wieder in unvorhersehbaren Wellen über uns herein. Oftmals war nicht einmal ein Grund für eine erneute Talfahrt erkennbar. War eine Welle der Unsicherheit und Verzweiflung im Anmarsch, galt es die Emotionen zuzulassen und diesen gleichzeitig hoffnungsvoll zu begegnen. Erwartungsgemäß türmte sich die größte Hürde vor zwei Tagen beim zweiten Feindiagnostiktermin auf. Bereits auf dem Weg zum Termin waren wir der Kapitulation nahe. Zu tief saß das Trauma der letzten Untersuchung vor zwei Wochen. In der Praxis angekommen, wurden wir nicht ins Wartezimmer zu den anderen Schwangeren, sondern unmittelbar in ein separates Untersuchungszimmer gebeten. Wir waren froh, der Begegnung mit anderen werdenden Müttern aus dem Weg gehen zu können. Entgegen unserer Befürchtungen verlief die zweite Feindiagnostik ohne eine weitere böse Überraschung. Nüchtern konnte festgestellt werden, dass sich die Werte auf einem niedrigen Niveau stabil entwickelten. Die ausreichende Versorgung war für die nächsten zwei Wochen garantiert, der Wachstumsverlauf von Lotta verlief aber erwartungsgemäß weiter auf der deutlich abgeflachten Kurve. Nach dem Termin waren wir froh darüber, wenigstens ohne neue Hiobsbotschaften nach Hause fahren zu können. Wir hatten gelernt, in unserer katastrophalen Situation bereits neutrale Nachrichten als positive Entwicklung anzusehen.

Die Tatsache, dass der Zwerg jetzt einen richtigen Namen hatte, half uns in vielen Situationen immens weiter. Immer, wenn wir von ihr sprachen, hatten wir das Gefühl, dass Lotta als Persönlichkeit mit Namen bereits ein fester Teil unserer Familie war.

Bisher hatte noch keiner den Namen aus Versehen verraten. Zu tief saß offensichtlich der Schock über die Gesamtsituation.

Ein Lichtblick waren die Untersuchungen bei Frau Heil für uns geworden. Gleich zu Beginn hatte sie uns mehrere Termine reserviert. Diese lagen in den Wochen, in denen keine Feindiagnostik stattfand. „Sie werden Ihre Tochter somit jede Woche live sehen können und ein Gefühl dafür entwickeln, ob es ihr gut geht. Wenn Sie zwischendurch verunsichert sind, rufen Sie an oder kommen einfach direkt vorbei. Wir können jederzeit kurz nachsehen, ob alles in Ordnung ist." Es waren Aussagen wie diese, die uns in dieser schwierigen Situation erleichtert aufatmen ließen. Wir hatten die Gewissheit, jederzeit bedenkenlos anrufen zu können und in allen erdenklichen Situationen Hilfe zu bekommen. Die gesamte Praxis begleitete uns deutlich spürbar auf diesem schwierigen Weg. Zu jeder Zeit erhielten wir alle nur erdenkliche Unterstützung, ganz gleichgültig ob es sich um medizinische oder sonstige Anliegen handelte. Regelmäßig wunderten wir uns über das unverschämte Glück, bei der schwierigen Suche nach einem Frauenarzt genau in dieser Praxis gelandet zu sein.

Den nächsten Termin zur Feindiagnostik hatten wir, wie von Frau Heil vorgeschlagen, in einer Klinik mit Frühchenstation vereinbart. Da der dritte Termin in Schwangerschaftswoche 24 stattfinden würde, war dies sinnvoll, da bei auftauchenden Problemen auch Kinderärzte unmittelbar hinzugezogen werden konnten. Wir folgten dem Ratschlag von Frau Heil, in die Uniklinik Tübingen zu gehen. Die Frühchenstation der Klinik, die sogenannte Neonatologie, besitzt einen exzellenten Ruf und behandelt jedes Jahr eine große Anzahl an extremen Frühchen mit einem Geburtsgewicht unter 1.500 Gramm. Der Termin dort wurde für Anfang August vereinbart.

Eins, zwei oder drei ...

Beim Einladen der beiden Taschen auf die Rücksitze unseres VW-Busses fährt ein Déjà-vu wie ein Blitz durch meinen Kopf: Vor zwei Jahren hatte ich zur gleichen Zeit diese beiden Taschen in unseren Bus geladen. Wehmütig setze ich mich auf die Bordkante des Busses. Damals ging die Fahrt über Hamburg und Kopenhagen hin zu einem unvergesslichen Schwedenurlaub. Ab Malmö lag die komplette Meerküste bis Stockholm vor uns. Die schier unendliche Weite und eine scheinbar unberührte Natur waren gigantisch. Permanent fühlten wir uns erinnert an unsere Hochzeitsreise durch die Ostküste Kanadas. Eine zeitlose und selbstbestimmte Fahrt, bei der nur das konkrete Ziel mit einem unendlich weit entfernten Ankunftstag feststand. Ein Leben im Augenblick, das wir im Alltag bei den vielen Plänen sonst selten zuließen.

Wehmütig erwache ich aus meinem Tagtraum. Das Ziel der Fahrt wird nicht Stockholm sein! Stattdessen werden wir an die Uniklinik Tübingen fahren, wo für 10:00 Uhr der nächste Termin zur Feindiagnostik vereinbart ist. Da wir ohnehin planen, morgen für eine Woche in den Urlaub zu fahren, haben wir vorsichtshalber gleich unsere Koffer im Bus verstaut. Immerhin konnte nicht sicher vorhergesagt werden, welchen Verlauf die heutige Untersuchung nehmen wird. Auch Christiane schaut mich wehmütig an, als sie auf dem Beifahrersitz Platz nimmt und der Motor gestartet ist. „Morgen um diese Uhrzeit sind wir vielleicht auch schon unterwegs. Endlich Urlaub! Vorher haben wir aber noch einen schwierigen Vormittag vor uns. Wenigstens arbeitet Susi im gleichen Gebäude und wird uns vor dem Eingang abholen. Nach der Untersuchung gehen wir mit ihr Mittagessen in die Kantine.“ Als wir kurz nach der Terminvereinbarung erfahren hatten, dass der neue Arbeitsplatz von Christianes Freundin Susi nur wenige Stockwerke über der Schwangerenstation der Klinik liegt, waren wir hoch erfreut. Da sich die Klinik nicht in unmittelbarer Nähe zu unserem Wohnort befindet, beruhigte es uns, dass Susi und Pandi in direkter Umgebung und unsere Trauzeugin Anne nur 20 Kilometer von der Klinik entfernt wohnten. Bei der ungewissen Dauer unseres Aufenthalts, später, nach der Geburt, war es wertvoll, gute Freunde in der direkten Umgebung zu haben.

Glücklicherweise waren die beiden Wochen seit dem letzten Feindiagnostiktermin stabil verlaufen. Trotz der weiterhin unerträglichen Situation hatten wir einen Weg gefunden, besser mit den wechselnden Stimmungen klarzukommen. Als elementar wichtig erwies es sich, offen über alle Probleme zu sprechen, die uns in dieser schwierigen Situation belasteten. Diese Offenheit betraf allerdings nur unseren engsten Familien- und Freundeskreis. Bereits hier zeigte sich, dass jeder mit der Thematik anders umging. Für uns war klar, dass sich dieses Symptom erheblich ausweiten wird, sobald unsere Situation zum Beispiel durch eine Geburt offiziell bekannt werden würde. Christiane und ich diskutierten viel darüber, dass es in einer solchen Situation elementar wichtig sein würde, bewusst zu entscheiden mit wem wir wie ausführlich sprechen wollten. Sofern wir Diskussionen nicht führen wollten, galt es diese so früh wie möglich zu beenden. Immer wieder führten wir uns vor Augen, dass alle anstehenden Entscheidungen ausschließlich durch uns zwei getroffen werden und diese vor niemandem außer uns selbst zu rechtfertigen sein würden!

Schon als die ersten Ausläufer der Universitätsstadt rechts vor uns in Sichtweite kommen, spüren wir beide Unruhe in uns aufsteigen. Was wird uns erwarten? Welches unvorhersehbare Ereignis wird heute auf uns einstürzen? Wie werden die Ärzte mit dieser für uns so schwierigen Situation umgehen? Beim Einbiegen in die Zielstraße ist die Klinik unübersehbar. Als der Bus auf einem der wenigen Parkplätze abgestellt ist, gehen wir Richtung Haupteingang. Trotz meiner Anspannung strahlt der Backsteinbau eine angenehme Ruhe aus. Direkt vor dem Eingang wartet Susi bereits. Wir sind froh über die Begleitung und gehen gemeinsam zur Pränataldiagnostik, die sich um alle Untersuchungen vor der Geburt kümmert. Nach der Anmeldung nehmen wir auf einer Sitzecke am Rand des Gangs Platz. Zusammen mit Susi lässt sich die sonst quälende Wartezeit dieses Mal angenehm verkürzen.

Nach etwas mehr als einer halben Stunde werden wir aufgerufen. Schnell verabschieden wir uns von Susi und folgen der Ärztin ins Untersuchungszimmer. Der Raum ist abgedunkelt und angenehm kühl. Auf Anhieb bin ich erleichtert über die angenehme und ruhige Atmosphäre in der Klinik. Nach der Durchsicht unserer Unterlagen beginnt die Ärztin mit der Ultraschalluntersuchung. Glücklich sehen wir Lotta zu, die wie immer außerordentlich umtriebig ist. Für mich macht es den Eindruck, als ob Lotta ein gutes Stück gewachsen ist seit der Untersuchung letzte Woche. Mittlerweile sind alle Einzelheiten gut erkennbar. Deutlich sehen wir alle Finger, Zehen, die Wirbelsäule und den Kopf. Letzte Woche bei Frau Heil konnten wir sogar viele Organe wie Leber oder Nieren erkennen.

Bereits bei der Doppler-Untersuchung des Herzens macht die Ärztin einen merklich angespannten Eindruck. Obwohl ich die Auswirkung der plötzlichen Anspannung nicht abschätzen kann, merke ich, wie mein Kopf schlagartig heiß wird. Nach der Untersuchung des Blutflusses im Herz blickt sie uns sorgenvoll an. „Die Versorgung Ihres Kindes sieht leider nicht gut aus. Wie ich die Lage beurteile, haben wir keinen großen Spielraum mehr." Panisch schaue ich sie an. „Bis vor zwei Wochen war die Versorgung noch sichergestellt. Was bedeutet dies nun für uns?" Sie zögert kurz. „Man hat Ihnen wahrscheinlich bei den früheren Messungen durch den damals noch ausreichenden Versorgungsstand viel Hoffnung gemacht. Die Messwerte, die ich heute sehe, sind für Ihr Kind leider eine deutliche Bedrohung. Es gibt sehr viele Eltern, die sich in dieser Situation entscheiden nichts zu unternehmen und abzuwarten." Schockiert schaut Christiane die Ärztin an. „Meinen Sie abzuwarten bis die Versorgung nicht mehr ausreicht und das Kind in meinem Bauch stirbt?" Ruhig schaut die Ärztin uns an. „Ja, dies ist leider richtig. Jeder Mensch trifft seine Entscheidung in einer solch existenziellen Frage anders. Dies ist auch abhängig von persönlichen Überzeugungen wie Lebenserfahrung oder religiöser Prägung. Wir können Ihnen leider nur Handlungsmöglichkeiten aufzeigen. Die Entscheidung müssen Sie anschließend selbst treffen. Überlegen Sie sich auch, ob Sie mit der Entscheidung dauerhaft leben können. Abwarten und nichts zu unternehmen ist nicht für jedes Paar die richtige Entscheidung! Sicherheitshalber werde ich gleich einen Kollegen bitten, die Untersuchung ebenfalls durchzuführen, um sich unabhängig von mir ein Bild zu machen.“ Eilig verlässt sie den Raum.

Die Nachricht schlägt ein wie eine Bombe. Unvermittelt schlingern wir, gepackt von der Wucht der Aussage, wieder in einen völlig unkontrollierbaren freien Fall, werden von einer großen Welle der Verzweiflung erfasst. Alarmiert schaue ich Christiane an. Auch sie scheint in dieser Situation keine Worte zu finden. Sprachlos nehmen wir uns in den Arm, versuchen uns gegenseitig zu stabilisieren. In meinem Kopf dröhnen die Worte der Ärztin nach der ersten Feindiagnostik: „Wir müssen froh sein, die 25. Schwangerschaftswoche zu erreichen. Das Problem ist, dass dies genau die Grenze ist. Frühchen sind ab der 24. Woche überhaupt erst ansatzweise lebensfähig.“ Mühsam rekonstruiere ich die genaue Schwangerschaftswoche: Wir sind exakt bei 24 Wochen und 2 Tagen angekommen und damit allenfalls bei einem fraglichen Ansatz von Lebensfähigkeit!

Nach kurzer Zeit ist die Ärztin mit einem Kollegen zurück. Freundlich stellt er sich vor. „Mein Name ist Prof. Dr. Kagan. Ich bin Oberarzt in der Pränataldiagnostik der Klinik.“ Unmittelbar fällt mir seine Kleidung auf. Er trägt Hemd und Krawatte statt weißer Arztkleidung. Ohne Zeit zu verlieren setzt er sich ans Ultraschallgerät und führt sichtbar routiniert die Untersuchung durch. Verzweifelt halte ich Christianes Hand. „Es wäre vermessen, zu erwarten, dass das Untersuchungsergebnis nicht bestätigt wird“, denke ich angespannt. Nach wenigen Minuten ist die Untersuchung bereits beendet. Herr Prof. Dr. Kagan schaltet das Licht an und bittet uns auf den beiden freien Stühlen des kleinen Besprechungstisches Platz zu nehmen.

Als wir kurz darauf am Tisch gegenüber von beiden Ärzten Platz genommen haben, klopft es an der Türe. Ein weiß gekleideter Mann betritt den Raum. Herr Prof. Dr. Kagan reagiert prompt. „Vielen Dank für das schnelle Kommen. Ich darf Ihnen Herrn Dr. Goelz vorstellen. Er ist Leitender Oberarzt der neonatologischen Station bei uns im Haus.“ Nachdem wir uns begrüßt haben und Herr Dr. Goelz links von uns Platz genommen hat, fährt Herr Prof. Dr. Kagan fort. „Wir haben Herrn Dr. Goelz hinzugebeten, damit er uns eine Einschätzung aus neonatologischer Sicht geben kann. Nach der Untersuchung muss ich die Einschätzung meiner Kollegin leider bestätigen: Wir sehen eine chronische Plazentainsuffizienz, die nicht mehr viel Spielraum zulässt. Das Kind ist in Woche 24+2 und ungefähr 350 Gramm schwer. Aus pränataler Sicht sind die Messwerte für uns bereits jetzt eine klare Geburtsindikation. Neben der Möglichkeit abzuwarten ist der sichere Weg daher ganz klar jetzt hochzugehen und das Kind rauszuholen.“ Plötzlich krampft sich mein Magen zusammen. Meine Hände sind feuchtkalt und zittern merklich. „Nichts unternehmen! Hochgehen und das Kind rausholen! Jetzt!“, dröhnt es in meinem Kopf mit schier unerträglicher Wucht. Durch mein Kopfgewitter hindurch höre ich Herrn Prof. Dr. Kagan fortfahren. „Normalerweise raten wir in diesem frühen Stadium zu einer Lungenreifebehandlung und einer anschließenden Geburt. Die Lunge ist bei einer extremen Frühgeburt immer einer der Hauptknackpunkte. Sie wird erst in der zweiten Schwangerschaftsphase vollständig ausgebildet, ist für das Überleben aber natürlich eine elementare Voraussetzung. Die Behandlung erfolgt durch 2 Cortison-Spritzen, die der Mutter verabreicht werden. Das Cortison regt beim Kind das Lungenwachstum an. Dies führt dazu, dass der Reifeprozess der Lunge in kurzer Zeit erheblich beschleunigt wird. Bei Ihrer Tochter können wir allerdings bei den vorliegenden Messwerten keine Garantie dafür übernehmen, dass sie eine Lungenreife ohne Schaden überstehen wird." Er schaut Herrn Dr. Goelz an und überreicht ihm ein Blatt Papier. „Wir sprechen auf medizinischer Seite von diesen Messwerten. Vielleicht können Sie uns eine Einschätzung Ihrerseits geben."

Während Herr Dr. Goelz die Messwerte studiert, schauen Christiane und ich uns an. Eindeutig sind wir am größten Tiefpunkt unserer Beziehung angekommen. Mehr noch – wir sind am Tiefpunkt unseres bisherigen Lebens angelangt! Ganz gleich wie die Bewertung durch Herrn Dr. Goelz aussehen wird, frage ich mich bereits jetzt, wie wir über Tod oder Leben von Lotta überhaupt entscheiden können. Über den Tod eines innig geliebten ungeborenen Kindes! Einem Kind, das derart unschuldig und gleichzeitig vollkommen chancenlos ist!

Resigniert höre ich Herrn Dr. Goelz sprechen: „Als Kinderarzt kann ich mir zwar zu den vorliegenden pränatalen Messwerten ein grobes Bild machen, muss mich aber bei deren Interpretation bezüglich des Risikos ebenfalls auf meine Kollegen verlassen. Für uns beginnen die Möglichkeiten ab dem Zeitpunkt, an dem das Kind geboren ist. Und hier ist klar, dass die Medizin gerade im neonatologischen Bereich immense Fortschritte in den letzten Jahren gemacht hat. Extreme Frühchen unter 1.500 Gramm", prüfend schaut er uns an, „wozu Ihre Tochter mit aktuell rund 350 Gramm zweifelsfrei gehört, haben natürlich einen weiten und schweren Weg vor sich, dessen Ende leider nicht vorhersehbar ist. Wir können Ihrem Kind aber auf neonatologischer Seite sehr viel anbieten. Ob sie unsere Hilfen annehmen und umsetzen kann, bleibt natürlich abzuwarten. Jedes Kind geht anders damit um. Wir erleben immer wieder große Überraschungen in unserer täglichen Arbeit in dieser Richtung. Es gibt Kinder, die sehr unreif sind, die Hilfen aber phänomenal annehmen. Andererseits gibt es Kinder, die deutlich älter und reifer sind, aber erheblich mehr Unterstützung benötigen." Er macht eine kurze Pause. „Allerdings sehen wir einen erheblichen Unterschied zwischen Kindern mit und ohne Lungenreifebehandlung. Kinder mit dieser Behandlung können die angebotenen Hilfen deutlich besser umsetzen und haben einen eindeutigen Vorteil. Wir werden Ihr Kind selbstverständlich auch ohne Lungenreifebehandlung betreuen. Es muss Ihnen aber bewusst sein, dass der Weg dann bedeutend schwieriger wird."

Ich atme schwerfällig ein. „Der Super-GAU ist eingetreten", denke ich resigniert. Drei Mediziner, drei vollkommen unterschiedliche Einschätzungen. Abwarten und nichts unternehmen, eine sofortige Entbindung oder die aus neonatologischer Sicht wichtige Lungenreifung. So, liebe Familie Landsfried – eins, zwei oder drei, jetzt müssen Sie sich entscheiden. Schließlich geht es nur um den Tod oder das Leben Ihrer Tochter! Die Wucht dieses eiskalten, grausamen Sarkasmus' rafft mich dahin. Wie waren wir nur an diesen Punkt gekommen? Noch nie zuvor in meinem Leben musste ich eine Entscheidung über Tod und Leben treffen. Wie können Menschen überhaupt eine solch schwerwiegende Entscheidung treffen? Wie sollten wir in diesem Fall zwischen Richtig und Falsch abwägen? Gab es ein Richtig und Falsch in unserer Situation überhaupt?

Verzweifelt versuche ich meine Gedanken zu ordnen und wende mich an die drei Mediziner: „Danke. Wir werden sicherlich Zeit benötigen, um die unterschiedlichen Alternativen zu besprechen. Vorab noch zwei Fragen: Wie hoch ist das Risiko einer Lungenreifebehandlung für unsere Tochter bei der aktuellen Versorgungslage? Und wenn wir uns unabhängig ob mit oder ohne Lungenreife zu einer Geburt entscheiden: Wie ist dann das weitere Vorgehen? Wird unsere Tochter mit allen nur erdenklichen medizinischen Mitteln am Leben erhalten, auch wenn es aussichtslos erscheint? Haben Frühchen Schmerzen bzw. kann man erkennen, wenn sie unter der Situation leiden?" Herr Dr. Goelz reagiert als Erster: „Dies ist einer der umstrittenen Punkte der Neonatologie. Wir sind allerdings der festen Überzeugung, dass man einem Kind mit etwas Einfühlungsvermögen klar ansehen kann, ob es Schmerzen hat oder nicht. Generell ist die Situation für die Kleinen nach der Geburt ohne die bekannte schützende Umgebung im Mutterleib zwar schwierig, die Kinder empfinden aber keine Schmerzen, wenn alles normal verläuft. Unsere Mitarbeiter sind sehr erfahren in ihrer Arbeit. Wir haben ständig im Auge, ob ein Kind noch Entwicklungschancen hat oder ob es nur noch um eine reine Schmerztherapie geht. Tritt diese Entwicklung ein, kommen wir auch ganz offen auf die Eltern zu und haben in diesen Fällen auch eindeutige medizinische Ansichten." Nach einer kurzen Pause fährt er fort: „Wir können den Kleinen viel anbieten. Würden aber Frühchen für medizinische Geräte da sein und nicht die medizinischen Geräte für Frühchen, wäre dies aus unserer Sicht nicht tragbar. Wir halten in diesem Fall kein Kind künstlich am Leben beziehungsweise am Leiden, sondern entscheiden gemeinsam mit den Eltern, wie es weitergehen soll." Im Augenwinkel kann ich erkennen, wie Christiane unmerklich nickt. Wir hatten diese brisante Frage bereits nach einem der ersten Feindiagnostiktermine diskutiert. Etwas beruhigt wende ich mich an Herrn Dr. Goelz: „Danke. Auch ohne dies explizit mit meiner Frau besprochen zu haben, würden wir uns im Falle einer Geburt wünschen, dass unsere Tochter medizinisch unterstützt wird, soweit dies vertretbar ist. Falls sie spürbar leidet oder die ihr angebotenen Hilfen nicht annehmen kann, werden wir ihre Entscheidung respektieren müssen!" Erleichtert sehe ich, wie er zustimmend mit dem Kopf nickt. „Wir unterstützen diese Ansicht und werden sie im Fall einer Geburt auf alle Fälle in permanenter Rücksprache mit Ihnen respektieren und umsetzen."

Nach einer kurzen Pause meldet sich Herr Prof. Dr. Kagan zu Wort: „Zu Ihrer zweiten Frage, dem Risiko der Lungenreifung. Die Behandlung erfolgt durch zwei Cortison-Spritzen im Abstand von 24 Stunden. Sie ist erst dann sinnvoll, wenn wir ab der ersten Verabreichung mindestens 48 Stunden warten. Bei einem Abbruch zwischendurch wären wir nicht bedeutend weiter, als wir jetzt sind. Es ist daher fraglich, ob zwischendurch Kontrollen erfolgen sollen. Die aktuelle Versorgung Ihrer Tochter ist noch akzeptabel. Es tut mir leid, aber wir können nicht prognostizieren, wie sich die nächsten 48 Stunden entwickeln werden. Kommt es zu einer Unterversorgung, könnte Ihre Tochter hiervon gesundheitlichen Schaden nehmen oder im Extremfall nicht überleben.“ Verbittert schauen Christiane und ich uns an. Wie es schien, war eine zeitnahe Entscheidung unausweichlich. Nachdem wir uns bei allen drei Ärzten für die Offenheit bedankt haben und das Untersuchungszimmer gerade verlassen wollen, wendet sich Herr Prof. Dr. Kagan nochmals an uns. „Eine Sache ist mir noch wichtig: Wie Herr Dr. Goelz angedeutet hat, werden wir Sie bei jeder der genannten Varianten uneingeschränkt unterstützen; ganz unabhängig davon, wie sie sich entscheiden! Wenn während des Entscheidungsprozesses noch Fragen auftauchen, können Sie uns jederzeit hinzuziehen.“

Orientierungslos stehen wir nach dem Verlassen des Zimmers auf dem Gang. Glücklicherweise liegt das Zimmer in einem Nebengang, an dessen Ende eine Sitzgruppe steht. Niedergeschlagen lassen wir uns auf die Stühle fallen. Trotz der gravierenden Diagnose sind wir beide überraschend ruhig und gefasst. Zu groß scheint die Verantwortung bei der anstehenden Entscheidung zu sein. Bei der Beantwortung meiner Frage durch Herrn Dr. Goelz konnte ich für mich eindeutig eine der drei Optionen ausschließen. Aus meiner Sicht hatten wir die oberste Pflicht, Schaden und Leiden von Lotta, soweit überhaupt möglich, abzuwenden. Sofern wir uns für eine Geburt entscheiden sollten, wäre aus diesem Grund eine Lungenreifebehandlung die zwingende Voraussetzung. Ohne diese Behandlung – das war aus der Aussage von

Herrn Dr. Goelz unmissverständlich zu entnehmen – war die Lebensfähigkeit extrem eingeschränkt. Wenn wir uns in der Entscheidung zwischen Tod und Leben also für ein Leben von Lotta entscheiden sollten, wäre dieser Weg nur mit Lungenreife realistisch!

Ernüchtert schaut Christiane mich an. Ruhig beginnt sie zu sprechen: „Für mich ist die Vorstellung, Lotta könnte in meinem Bauch sterben, ohne dass wir versucht haben alles Menschenmögliche für sie zu tun, nicht zu ertragen. Die Option kommt für mich auf keinen Fall in Frage. Es verbleibt daher aus meiner Sicht nur eine Geburt. Oder siehst Du das ganz anders?“ Erleichtert schaue ich sie an. „Die Option des Abwartens hatte ich noch nicht endgültig ausgeschlossen. Ein Ausschluss ist für mich aber vollkommen in Ordnung.“ Prüfend schaue ich sie an. „Für mich kommt eine andere Option überhaupt nicht in Frage: eine sofortige Geburt. Ohne Lungenreife ist Lotta meiner Ansicht nach praktisch chancenlos. Wenn überhaupt, dann geht es nur mit dieser Behandlung. Das Risiko, dass sie die Zeit nicht übersteht, müssen wir grausamer Weise in Kauf nehmen. Es verbleibt daher nur eine Lungenreifebehandlung.“ Zustimmend nickt Christiane mir zu. „Das sehe ich genauso. Wir müssen das Risiko eingehen, auch wenn es mir unendlich schwerfällt!“

Überrascht schauen wir uns an. Die schwerste Entscheidung unseres Lebens schien in wenigen Sekunden durch den Ausschluss von zwei Optionen bereits gefällt. Kurz rätseln wir darüber, ob es noch weitere Aspekte gibt, die wir beachten müssen. Allerdings landen wir immer wieder bei den ursprünglichen Überlegungen. Widerwillig beschließen wir, die Lungenreifebehandlung vorzunehmen, wohl wissend, dass diese Entscheidung ein gewaltiges Risiko für Lotta in den nächsten zwei Tagen birgt. Für uns bedeutet dies automatisch, dass die Lungenreife insgesamt 48 Stunden dauern muss. In dieser Zeit wird es keine Untersuchung geben, sofern keine außerplanmäßigen Ereignisse auftreten. Unsicher schauen wir uns an. Beide scheinen wir die mögliche Tragweite dieser Entscheidung voll und ganz realisiert zu haben. Bevor wir uns auf den Weg ins Untersuchungszimmer machen, schaue ich Christiane ernst an. „Wir haben diese Entscheidung trotz allem notgedrungen auf Basis der jetzt gültigen Umstände gefällt. Wenn Lotta nicht überleben sollte und die Entscheidung im Nachhinein anders besser gewesen wäre, trifft uns keinesfalls eine Schuld. Die Entscheidung ist jetzt richtig und wird es für immer bleiben, da wir aus der jetzigen Situation heraus entschieden haben. Wir müssen dies bei zukünftigen Zweifeln unbedingt beherzigen!"

Nur wenige Minuten nach dem Verlassen des Untersuchungszimmers sind wir wieder zurück. Die Geschwindigkeit, in der die Entscheidung gefällt war, ist beängstigend. Trotzdem habe ich intuitiv das Gefühl, die richtige Entscheidung getroffen zu haben. Eine Entscheidung, bei der Kopf und Gefühl ausnahmsweise von Anfang an im Einklang waren. Nachdem wir den Medizinern unseren Beschluss mitgeteilt haben, besprechen wir das weitere Vorgehen. Die Lungenreife wird im Kreißsaal durchgeführt werden. Anschließend werden wir dort zur Sicherheit die notwendigen Aufklärungsgespräche über den in zwei Tagen anstehenden Kaiserschnitt erhalten. Herr Prof. Dr. Kagan schaut uns an. „Wie von Ihnen gewünscht, werden wir zwischendurch keine Untersuchungen vornehmen. Sofern keine außergewöhnlichen Probleme auftreten, sehen wir uns am Freitag früh um 9:00 Uhr wieder hier zur Untersuchung. Bitte bereiten Sie sich emotional auf einen Kaiserschnitt am Freitag vor. Melden Sie sich mit diesen Unterlagen im Kreißsaal an."

Nach dem Verabschieden verlassen wir das Untersuchungszimmer in eine offensichtlich unsichere nahe Zukunft. Deprimiert laufen wir an den vielen anderen schwangeren Frauen vorbei Richtung Kreißsaal. Erst jetzt beginne ich zu realisieren, dass hinter jeder anderen Schwangeren hier in der Klinik ein potentieller Härtefall stecken könnte. In meiner bisherigen naiven Welt gab es bei Schwangerschaften nur zwei Phasen: vor und nach der kritischen Woche 12. Sicherlich kamen Probleme wie schwerwiegende Behinderungen oder Schwangerschaftsvergiftungen auch in meinem Weltbild vor. Diese hatte ich allerdings dem Anschein nach konsequent verdrängt. Nach dem Verlassen der Schwangerenambulanz stehen wir bereits nach wenigen Augenblicken direkt vor der verschlossenen Türe des Kreißsaals. Wenige Sekunden nach unserer Anmeldung über die Sprechanlage öffnet sich schwerfällig die große Türe. Vor uns liegt ein langer weißer Gang, an dessen Ende ein Anmeldetresen erkennbar ist. Mit zügigen Schritten nehmen wir den Weg Richtung Tresen auf uns und melden uns dort an. Nach einer kurzen Wartezeit werden wir von einer vollständig blau gekleideten Frau in ein kleines Zimmer rechts des Tresens, am Ende des langen Gangs geführt.

Das Zimmer ist eingerichtet mit einer Krankenliege, einem weißen Schrank und zwei Stühlen. Es gibt zwei Schiebefenster, die geöffnet sind. Die junge Frau stellt sich uns als Hebammenschülerin vor. „Sie werden die nächsten Stunden hier verbringen. Neben der Lungenreifebehandlung werden wir bereits heute Aufklärungsgespräche für die anstehende Operation durchführen. Falls Sie etwas benötigen, melden Sie sich gerne bei mir. Ich werde Ihnen in Kürze Wasser und zwei Mittagessen vorbeibringen." Nachdem sie den Raum verlassen hat, nehme ich Christiane und Lotta in den Arm. Noch immer sind wir trotz unserer unglaublichen Verzweiflung überraschend gefasst. Als ich auf einem der beiden Stühle gegenüber von Christiane Platz genommen habe, schaut sie mich nachdenklich an. „Ich bin so froh, dass wir beide gemeinsam hier sind. Die Klinik gefällt mir sehr gut, vor dem Kaiserschnitt habe ich aber große Angst." Schon im Vorfeld hatten wir über eine Geburt per Kaiserschnitt diskutiert. Da ich noch keinerlei Operationen erlebt habe, sind meine Vorstellungen von dem Ablauf und den Folgen eines solchen Eingriffs vage. Fest steht aber auch für mich, dass der Eingriff für uns nicht einfach werden wird. Obwohl wir uns von Beginn der Schwangerschaft an gedanklich auf eine normale Geburt vorbereitet hatten, war eine Geburt per Kaiserschnitt bei diesem frühen Stadium nicht zu vermeiden. Zu schwach und unreif war Lotta, um eine Spontangeburt überstehen zu können.

„Jetzt legen wir los. Die erste Lungenreifebehandlung kann beginnen." Die Hebammenschülerin steht zusammen mit einer Kollegin und einer Spritze in der Hand in der Türe. Unglücklich schaut Christiane die Spritze an und legt sich auf die Liege. Zwei

Minuten später ist alles bereits erledigt. Die Hebammenschülerin strahlt Christiane an. „Die nächste Behandlung steht morgen gegen Mittag an. Sie bleiben erst einmal hier für die Aufklärungsgespräche. Anschließend werden sie auf die Schwangerenstation neben dem Kreißsaal verlegt. Möchten Sie ein Einzelzimmer haben, damit Sie in der aktuellen Situation nicht mit einer anderen schwangeren Frau zusammen ein Zimmer teilen müssen? Wir könnten Ihnen ein eigenes Zimmer anfragen." Christiane schaut sie etwas irritiert an, beginnt aber dankbar zu lächeln. „Das wäre mir glaube ich lieber. Danke!" Erleichtert stelle ich fest, dass uns wieder einmal eine nicht selbstverständliche Hilfe angeboten wird. Dankbar und anerkennend lächle ich die Hebammenschülerin an.

Am späten Nachmittag verlassen wir endlich den Kreißsaal Richtung Schwangerenstation. Die beiden Aufklärungsgespräche mit dem Narkosearzt und dem Chirurg sowie die kleineren Untersuchungen hatten sich tatsächlich mehrere Stunden hingezogen. Die beiden Gespräche waren sachlich und nüchtern verlaufen. Das Risiko der Operation war den beiden Ärzten zufolge gut kalkulierbar und die Operation an sich eine reine Routinesache. Ausnahmezustände wären natürlich nicht ausgeschlossen, aber unwahrscheinlich. Wenig erfreut nahmen wir in beiden Gesprächen die detailliert erläuterten Risiken und Nebenwirkungen zur Kenntnis.

Erleichtert stellen wir bei unserer Ankunft am Sprechzimmer der Schwangerenstation fest, dass für Christiane ein Einzelzimmer frei gehalten werden konnte. Zusammen mit der Krankenschwester gehen wir in das Zimmer, welches direkt gegenüber dem Sprechzimmer liegt. Der Raum ist mit einem Bett belegt und mehr als ausreichend groß. Die Fensterfront geht zum Hinterhof der Klinik hinaus. Erleichtert setzt sich Christiane auf das Bett und schaut mich an. „Hier kann ich die Nacht in Ruhe verbringen. Es fällt mir so schwer mit der Gewissheit umzugehen, dass Lotta schon übermorgen auf die Welt kommen muss. Hoffentlich überlebt sie die beiden Tage! Warum passiert so etwas?“ Ihr Blick wandert Richtung Fenster. „Lass uns noch eine Runde an die frische Luft gehen. Dann essen wir zu Abend und Du machst Dich auf den Weg nach Hause.“ Als Christiane sich umgezogen hat, verlassen wir das Krankenzimmer und gehen eine Runde im Klinikgarten spazieren. Traurig schaut sie mich beim Spaziergang an. „Ich möchte, dass wir den Namen des kleinen Zwergs unbedingt vor der Geburt bekannt geben. Egal ob Lotta die Geburt übersteht oder nicht – sie wird für immer zu uns gehören! Und zwar als Persönlichkeit mit einem Namen und nicht als namenloses Kind!“ Fest nehmen wir uns vor, in den nächsten beiden Tagen einen Text zu formulieren, mit dem wir notfalls auch per Email den Namen vor der Geburt bekannt geben können.

Nach dem ersten Krankenhaustag meines Lebens gehe ich nach dem Abendessen erschlagen aus der Klinik. Der Abschied von Christiane und Lotta war schlimm gewesen. Schweren Herzens musste ich mich zwingen zu gehen. Wir hatten bereits am Nachmittag beschlossen, dass es die beste Lösung wäre, wenn ich heute noch nach Hause fahre, um zwei ordentliche Klinikkoffer für uns zu packen. Nach aktuellem Stand konnte niemand wissen, wann wir das nächste Mal die Gelegenheit haben würden nach Hause zu fahren.

Auf dem Weg zum Bus merke ich, wie Stück für Stück der strikt getaktete Ablauf des heutigen Tags von mir abfällt. „Unser Leben hat uns heute überholt“, denke ich benommen. Langsam hält das Karussell an, das sich den Tag über in rasender Geschwindigkeit um uns selbst gedreht hat. Mit jedem Schritt weiter weg von der Klinik verändert sich die Perspektive auf den heutigen Tag. Verzweiflung beginnt in mir aufzusteigen, je weiter die Perspektive einen Blick aufs Ganze herstellt. Mehr und mehr rückt ein Gedanke in den Mittelpunkt: Wir haben heute über Tod oder Leben von Lotta entschieden! Tod oder Leben! Der Tod unseres Kindes, das noch nicht einmal geboren war!

Kraftlos lasse ich mich auf dem Weg zum Auto auf eine Bank am Wegrand fallen. Von der Bank aus fällt mein Blick auf die Klinik. Das Gebäude liegt ruhig in der heißen Abendsonne. Als nächstes großes Etappenziel galt es erst einmal, die nächsten 42 Stunden zu überstehen. Wenn der Versorgungsengpass nach der Lungenreife und dem Kaiserschnitt erst einmal erfolgreich überstanden war, sollte doch mehr Ruhe und Stabilität einkehren. Dann würde mit der Unterversorgung die größte Gefahr gebannt sein. Trotz der für uns schockierenden Ereignisse in der Klinik steigt in mir auch ein Gefühl der Dankbarkeit auf. Den Tag über durften wir neben einer exzellenten medizinischen Betreuung auch ein großes menschliches Einfühlungsvermögen und Verständnis für unsere Situation erfahren. Angenehm war, dass wir – wie bereits bei Frau Heil und den Feindiagnostikterminen – nicht mitleidig, sondern verständnisvoll behandelt wurden. Die Handlungsalternativen wurden uns sachlich, ehrlich und trotzdem einfühlsam mitgeteilt. Trotz der grausam schwierigen Entscheidung hatten wir das Gefühl, persönlich und vollkommen frei den weiteren Weg bestimmt zu haben. Konnten wir dem Drama bisher nur machtlos zusehen, war heute die Gelegenheit gewesen, aktiv in das Geschehen einzugreifen. Selbst ich als nicht direkt medizinisch beteiligter Außenstehender hatte dadurch das sichere Gefühl, eingebunden und beachtet zu werden. Unsere Entscheidung für die Lungenreifebehandlung hatten wir trotz der Dringlichkeit wohl überlegt und bewusst gefällt. Zweifelsfrei standen wir hinter dieser riskanten Entscheidung, auch wenn Lotta die Behandlung nicht überstehen sollte. Die Empfehlung von Frau Heil, den nächsten Feindiagnostiktermin an dieser Uniklinik durchführen zu lassen, konnte gerade in der sich jetzt dramatisch zuspitzenden Extremsituation als genial angesehen werden. Trotz allem Unglück waren wir von Anfang an zu jeder Zeit in guten Händen. „Unter den aktuellen Umständen können wir keine bessere Ausgangslage haben!“, denke ich etwas beruhigt, als ich um 20:30 Uhr in den Bus steige und den Motor starte.

Vorbereitungen

„Hallo!“ Durch das Headset spüre ich deutlich Christianes aufgeregte Stimmung. Dann herrscht Stille. Offensichtlich ist die Verbindung abgebrochen! Nervös warte ich auf einen erneuten Anruf. Kurz vor meiner Abfahrt Zuhause hatten Christiane und ich heute früh kurz telefoniert. Es hatte keine Neuigkeiten geben! Was mag in der Zwischenzeit vorgefallen sein? Endlich klingelt das Telefon wieder. Nach dem Abnehmen habe ich nicht einmal die Möglichkeit mich ganz zu melden. „Ich darf nach Hause! Herr Prof. Dr. Kagan war gerade zur Visite da und hat sich gewundert, warum ich überhaupt hier bin. Mein Frauenarzt könnte schließlich ebenfalls die Behandlung durchführen. Ich freue mich so!“ Erleichterung und Freude machen sich breit – was für eine Nachricht! Perplex sitze ich am Steuer, als das Telefonat beendet ist. Christiane darf zusammen mit Lotta nochmals nach Hause! Wir können einen Tag in Ruhe Zuhause verbringen, bevor es morgen ernst wird.

Bei meiner Ankunft im Krankenhaus sitzt Christiane bereits wartend auf ihrem Bett. Wir begrüßen uns glücklich und besprechen den Tagesablauf. Vor der Entlassung muss noch geklärt werden, ob Frau Heil die notwendige Medikation für die Behandlung vorrätig hat. Abgesehen hiervon liegt mir persönlich noch ein anderer Punkt am Herzen: Herr Dr. Goelz hatte uns gestern angeboten, dass wir die Frühchenstation besichtigen können – sofern hierzu noch Zeit bleibt. Da ich noch nie auf einer Kinderintensivstation gewesen bin, ist dieser Punkt heute ein absolutes Muss. Beide müssen wir uns dringend auf die Umgebung vorbereiten, die Lotta und uns morgen erwarten wird.

Bereits eine knappe halbe Stunde nachdem wir den Wunsch im Sprechzimmer der Station geäußert haben, klopft es an der Türe von Christianes Zimmer. Eine junge Frau steht in der Tür. Sie ist komplett blau gekleidet und hält eine Schachtel in der Hand. „Sind Sie Familie Landsfried?“ Beide nicken wir ihr zu. „Ich bin Kinderkrankenschwester auf der Intensivstation und darf Ihnen heute die Station zeigen.“ Gemeinsam setzen wir uns an den kleinen Tisch vor dem Fenster des Zimmers. Gespannt schaue ich die Krankenschwester an. Sie lächelt. „Wir freuen uns, dass Sie die Station vor der Geburt sehen möchten. Erfahrungsgemäß ist es für werdende Eltern anfangs schwierig, sich zusätzlich zur Geburt auch noch auf die ungewohnte Umgebung der Intensivstation einzustellen. Daher bieten wir eine Besichtigung vorab sehr gerne an. Wir haben an der Uniklinik drei Intensivstationen für Kinder, die sogenannte Neo 1 bis 3. Neo ist die Abkürzung für Neonatologie, d.h. die medizinische Fachrichtung für Kinderheilkunde bei Neugeborenen.“ Prüfend schaut sie uns an. „Ganz kleine bzw. schwer betroffene Kinder liegen auf Neo 3 und werden dann nach und nach auf die Stationen Neo 2 und Neo 1 verlegt, wenn sich ihr Zustand stabilisiert. Allein auf der Neo 3 haben wir Platz für maximal 16 Babys. Darunter sind auch extreme Frühchen wie Ihre Tochter. Bevor wir mit werdenden Eltern auf Station gehen, ist uns wichtig, dass wir vorab einen Einblick in unsere Welt geben und über alle Fragen hier offen sprechen. Während des Rundgangs über die Station ist dies nicht immer in dieser ruhigen Atmosphäre möglich. Ich habe dazu Bilder und ein paar Utensilien mitgebracht, die wir täglich auf der Intensiv verwenden. Wenn Sie Fragen haben, stellen Sie diese einfach. Es gibt keine Frage, die komisch oder dumm wäre!"

Gemeinsam schauen wir die mitgebrachten Bilder an. Bereits hier lässt sich erkennen, dass die Neo eine für mich völlig unbekannte Welt ist. Ich bin froh, vor einem Besuch der Station zuerst in Ruhe über die Bilder einen ersten Eindruck zu bekommen. Durch die vielen Erklärungen zu den Bildern ergibt sich ein sehr guter Gesamteindruck der Neo. Die Station ist im Gegensatz zu einer normalen Intensivstation sehr bunt eingerichtet. Obwohl überall Monitore und medizinische Geräte existieren, geht klar hervor, dass die kleinen Kinder in einer angenehmen Atmosphäre untergebracht sind. Bei einem Bild mit einer Art Glaskasten hält die Krankenschwester inne. „Sie sehen hier einen sogenannten Inkubator. In diesem Inkubator können wir Kinder nicht nur besser vor Krankheitserregern schützen, sondern auch eine angenehm warme, feuchte Umgebungsluft herstellen. Ganz kleine Babys, wie auch Ihre Tochter, brauchen gerade am Anfang noch Bedingungen, die denen im Bauch der Mutter möglichst ähnlich sind. Die Kleinen sind von der Haut, aber auch von den inneren Organen her noch nicht auf unsere Umgebungsluft vorbereitet. So schnell wie möglich versuchen wir die Babys dann aus dem Inkubator auf ein sogenanntes offenes Wärmebett zu verlegen." Sie blättert um. Beim Blick auf das nächste Bild bin ich fasziniert. Noch nie habe ich ein derart kleines Kind gesehen. „Hier sehen Sie ein ganz kleines Frühchen, ungefähr 500 Gramm schwer. Es ist noch an vielen Geräten angeschlossen, kann aber bereits aus dem Inkubator genommen werden und mit den Eltern Kontakt aufnehmen. Sobald es medizinisch vertretbar ist, raten wir den Eltern auf diesem Weg einen direkten Kontakt zum Kind aufzubauen. Für die weitere Entwicklung der Frühchen ist der gegenseitige Körperkontakt sehr wichtig. Zudem können die Eltern auf diese Weise eine tiefere Beziehung zu ihrem Kind aufbauen."

Nachdem wir alle Bilder angesehen haben und ausführlich Fragen stellen konnten, öffnet sie die kleine Schachtel. Zum Vorschein kommen unzählige Kinderutensilien wie Schnuller, Beatmungsschläuche oder Windeln. Alle Artikel sind so winzig, dass ich mir kein derart kleines Kind vorstellen kann, dass diese Sachen benötigen könnte. Sie schaut uns an. „Dies sind die kleinsten Artikel, die es auf dem Markt gibt. Bei Ihrer Tochter gehen wir aktuell von einem Gewicht von ca. 350 Gramm aus. Alle Sachen hier werden daher noch zu groß sein. Aber auch für diese Größen haben wir mit der Zeit eigene Lösungen gefunden." Zutiefst gerührt halte ich die vielen kleinen Sachen in der Hand. Unvorstellbar, dass für Lotta selbst diese Windel zu groß sein soll!

Als wir alle Fragen gestellt haben, die uns zum aktuellen Zeitpunkt eingefallen sind, gehen wir gemeinsam Richtung Neo 3. Die Station liegt direkt neben dem Kreißsaal. An der Milchglastüre der Intensivstation steht in großen bunten Buchstaben „Neo 3". Nach der Eingabe eines Zahlencodes öffnet sich die Türe mit einem deutlich hörbaren Ruck. Vor uns liegt ein langer Gang. Bereits beim Betreten des Gangs fällt mir der spezielle Geruch nach Krankenhaus auf. An den Wänden links und rechts hängen unzählige Bilderrahmen mit Kinderbildern und Erfahrungsberichten. Wir bleiben in der Mitte des Gangs an einem leeren Inkubator stehen. „Dies ist ein sogenannter Transportinkubator. Unter dem Inkubator befinden sich alle Geräte, die wir für eine Erstversorgung der Frühchen direkt nach der Geburt benötigen. Da der Kreißsaal direkt nebenan ist, können wir die Frühchen nach der Geburt direkt hierherbringen, wenn sie die erste Versorgung erhalten haben. Es steht immer ein Inkubator für Notfälle bereit. Wenn wir die Info über eine anstehende Geburt haben, geht die Vorbereitung dann sehr schnell. Durch den Gang rechts können wir direkt zum hinteren Eingang des Kreißsaals gehen. An allen Inkubatoren sind links und rechts Fenster angebracht, durch die wir die Kinder versorgen können. Das Wichtigste ist allerdings eine perfekte Hygiene wie z.B. eine Desinfektion der Hände!“

Am Ende des Gangs biegen wir rechts ab. Auf dem Nebengang befinden sich auf beiden Seiten Räume, die über Glasfenster aus dem Gang gut einsehbar sind. Teilweise werden die Glasscheiben durch Rollos verdeckt. Durch die Fenster hindurch sind die einzelnen Räume der Intensivstation einsehbar. Innen stehen Inkubatoren und Kinderbetten, die von einer Vielzahl technischer Geräte umgeben sind. Alle Räume sind im Gegensatz zu einer normalen Intensivstation bunt eingerichtet. Vor dem letzten Raum bleiben wir stehen. „Wir haben momentan ein sehr kleines Frühchen mit ungefähr 500 Gramm auf Station. Da niemand am Inkubator steht, können wir kurz hingehen und Sie können sich einen ersten Eindruck machen.“ Gespannt folge ich in den Raum. Bereits beim Betreten staune ich über die unzähligen Monitore, Kabel und sonstigen Gerätschaften. Der Inkubator ist scheinbar umgeben von purer Technik. Im Inkubator ist durch die beschlagenen Scheiben hindurch deutlich ein winziges Kind zu erkennen, das über eine Vielzahl von Schläuchen und Kabeln angeschlossen ist. Noch nie zuvor habe ich ein derart kleines Kind gesehen! Es liegt auf dem Rücken und zappelt immer wieder mit seinen Armen und Beinen.

Beim Anblick des kleinen Wurms versuche ich mir vergeblich vorzustellen, dass Lotta morgen ebenfalls auf der Welt sein wird. Noch kleiner soll sie sein! Wir als Eltern werden ähnlich wie jetzt neben dem Inkubator stehen. Was für ein Gefühl wird dies sein? Stolz? Verzweiflung? Liebe? Hilflosigkeit? Trotz längerem Überlegen kann ich mir die Situation mit Lotta auf der Intensivstation nicht vorstellen. Dabei ist schon die Tatsache, dass wir bereits morgen nach nur 24 Wochen Schwangerschaft eine Tochter haben sollen, unvorstellbar! Im Auf und Ab der letzten Wochen gab es emotional keinerlei Möglichkeit, sich auf Lotta wirklich vorzubereiten. Zweifel steigen in mir auf. Werden wir wirklich in der Lage sein, Lotta als unser Kind anzunehmen? Obwohl wir weder gedanklich noch emotional darauf vorbereitet sind? Obwohl Lotta nicht aussehen wird wie alle anderen Kinder, die in unserer Vorstellung existieren? Irritiert schaue ich auf das kleine Wesen im Inkubator. Das Kind ist zwischen allen Schläuchen für seine Größe total lebendig. Trotz aller Zweifel steigt auch Freude in mir auf. Sicherlich werden wir uns zuerst an die Situation gewöhnen müssen. Fest steht aber auch, dass Lotta unser Wunschkind ist. Zweifelsfrei werden wir sie annehmen. Ganz egal wie klein oder groß, gesund oder krank sie ist! Ob der Weg leicht oder schwer wird, wir werden ihn gemeinsam zu Dritt gehen!

Nachdem wir auf Station geklärt haben, dass die zweite Lungenreifebehandlung bei Frau Heil durchgeführt werden kann, machen wir uns auf den Heimweg. Auf der Rückfahrt diskutieren wir über die vielen neuen Eindrücke, die vor und während der Besichtigung der Intensivstation entstanden sind. Diese Welt vorab kennengelernt zu haben, ist auf alle Fälle Gold wert. Das offene und ausführliche Gespräch mit der Krankenschwester gibt uns die Gewissheit, dass wir auf dem schwierigen Weg mit allen neuen Themen und Problemen nicht alleine sein werden. Endlich ist ein konkretes Bild der Intensivstation vor Augen. Zudem ist klarer, was uns ab morgen erwarten wird. Trotz aller Technik und Distanz zu den Kindern macht die Atmosphäre auf der Neo einen sehr persönlichen und angenehmen Eindruck. Die Art und Weise, in der wir als Eltern direkt eingebunden werden, macht uns Mut. Mitten im Gespräch schlägt Christianes Stimmung plötzlich um. „Wenn es überhaupt so weit kommt." Beunruhigt schaue ich sie an, während sie weiterspricht: „Seit heute Morgen hat sich Lotta nicht mehr gemeldet! Kein Klopfen, kein Treten – gar nichts. Ich mache mir wirklich Sorgen. Gestern war sie noch ganz aktiv." Ein mulmiges Gefühl beschleicht mich. Plötzlich fühle ich mich wieder als Außenstehender, der Lotta eigentlich gar nicht einschätzen kann und kennt. Ich habe keinerlei direkte Verbindung zu ihr. In meiner Hilflosigkeit fällt mir keine Lösung ein. „Lass uns abwarten, ob sie sich heute noch rührt. Vielleicht können wir auch bei Frau Heil heute Nachmittag kurz nachschauen lassen." Zurück bleibt das niederschmetternde Gefühl, Lotta könnte bereits heute etwas zugestoßen sein. Genau genommen konnte sie schon tot gewesen sein, während wir uns aktiv auf die Intensivstation vorbereitet haben. Erneut tut sich ein schwarzer Abgrund vor mir auf. Kalte, erdrückende Luft zieht von unten unaufhaltsam hinauf.

Kurz nach dem Mittagessen Zuhause machen wir uns auf zur zweiten Lungenreifebehandlung bei Frau Heil. Den Vorsatz, unseren freien Tag entspannt Zuhause zu nutzen, haben wir bisher fast vollständig in die Tat umgesetzt. Fast, da wir beide zwar die Zeit Zuhause genießen, uns aber auch rastlos immer neue Aufgaben suchen. Im Gegensatz zu sonst ist eine ganz andere Stimmung im Haus spürbar. Die Ungewissheit und das große Risiko des nächsten Tages hängt wie eine dunkle Wolke über uns. Bei Frau Heil angekommen, werden wir nicht ins Wartezimmer, sondern direkt in ein separates Untersuchungszimmer gebeten. Durch mein Telefonat mit Frau Heil gestern ist die aktuelle Lage in der Praxis bereits bekannt, was uns in dieser Situation zu Hilfe kommt. Nach der zweiten Lungenreifebehandlung steht plötzlich Frau Heil im Untersuchungszimmer. Ausführlich sprechen wir über unsere aktuelle Situation und die momentane Ungewissheit. Sie zögert keine Sekunde, als wir unsere Sorgen um Lotta vorbringen. „Kommen Sie mit, wir werden einen kurzen Ultraschall machen. Ich werde keine Untersuchung durchführen, wir werden nur schauen, ob es Ihrer Tochter gut geht.“ Besorgt folgen wir in ihr Untersuchungszimmer. Als der Ultraschallkopf Lotta eingefangen hat, lächelt Frau Heil uns an. „Sehen Sie – der Herzschlag ist deutlich sichtbar. Ihre Tochter scheint etwas ruhiger als sonst zu sein, ich kann aber keine gesundheitlichen Probleme feststellen!“ Christiane und ich schauen uns an – allein die Gewissheit, dass Lotta am Leben ist und es ihr offensichtlich gut geht, zählt! Erleichtert bedanken wir uns bei Frau Heil und verlassen die Praxis.

Abends sind wir mit Christianes Eltern und meiner Mutter beim Italiener zum Essen verabredet. Vor der Geburt morgen wollen wir unbedingt noch den Namen des kleinen Zwergs bekannt geben. Ganz egal, welches Ergebnis die erste Untersuchung morgen ergibt – unser kleiner Zwerg soll in jedem Fall namentlich als Lotta Emilia zur Welt kommen. Sie ist somit ein vollwertiges Familienmitglied – unabhängig davon, ob sie lebend zur Welt kommt oder nicht. Trotz der Gewissheit bei Frau Heil, dass Lotta heute Nachmittag zweifelsfrei am Leben war, sind wir beide vollkommen verunsichert. Den ganzen Nachmittag über gab es laut Christiane kein einziges Lebenszeichen von Lotta. Die ganzen letzten Wochen über war sie jeden Tag – wenn auch zaghaft – aktiv. Warum sollte sie gerade jetzt in einen derart apathischen Zustand verfallen, wenn sie noch vollkommen gesund ist? Sollten wir das Verhalten nicht als klares Zeichen dafür werten, dass Lotta bereits durch die Unterversorgung erheblich eingeschränkt oder gar geschädigt ist?

Tag der Entscheidung

Zerfressen von Zweifeln und Panik sitzen wir am nächsten Morgen in Tübingen vor dem Untersuchungszimmer von Herrn Prof. Dr. Kagan. Die Nerven liegen blank. Die Tatsache, dass Lotta sich noch immer nicht gemeldet hat, ist für uns mittlerweile ein klares Zeichen dafür, dass es ihr – wenn sie überhaupt noch am Leben ist – sehr schlecht geht. Seit den ersten zaghaften Lebenszeichen von ihr war nie wieder eine Phase aufgetreten, in der sie sich länger als einen halben Tag nicht bemerkbar gemacht hatte. Offensichtlich war die Prognose von Herrn Prof. Dr. Kagan richtig – eine Lungenreifebehandlung war zu viel für Lotta! Ihre Versorgung hat so lange nicht ausgereicht!

Als die Türe des Untersuchungszimmers aufgeht, zucke ich zusammen. Herr Prof. Dr. Kagan begrüßt uns freundlich. Auf wackeligen Beinen folgen wir ihm in den Raum. Als Christiane auf der Liege Platz genommen hat und Herr Prof. Dr. Kagan das Ultraschallgerät in die Hand nimmt, klammere ich mich krampfhaft an meinen Stuhl. Das Zimmer ist für die Untersuchung abgedunkelt. Trotz der angenehmen Raumtemperatur würde ich am liebsten aufspringen und alle Fenster aufreißen, mir Luft verschaffen. Als Lotta auf dem Monitor auftaucht, wird die Situation vollkommen unerträglich. Schon beim ersten Anblick habe ich den Eindruck, dass sie vollkommen leblos in der Fruchtblase liegt. Für mich sind keine Bewegungen erkennbar. Tot liegt sie da! Herr Prof. Dr. Kagan hingegen lächelt. „Es sieht gut aus! Das Herz schlägt. Offensichtlich hat Ihre Tochter die Behandlung sehr gut überstanden." Erleichtert schaut Christiane mich an. Sie wirkt auf einen Schlag vollkommen gelöst. Erst ganz langsam löst sich bei mir die Anspannung. „Lotta lebt!", wiederholt mein Kopf immer und immer wieder. Jetzt müssen wir uns auf den Kaiserschnitt vorbereiten.

Nachdem Herr Prof. Dr. Kagan die Messung von Lottas Blutversorgung durchgeführt hat, schaut er uns zufrieden an. „Herzlichen Glückwunsch, Sie haben ganz offensichtlich die richtige Entscheidung getroffen! Alle Messwerte sind durchweg besser als vor zwei Tagen. Die Behandlung scheint auch einen positiven Nebeneffekt auf die Versorgung gehabt zu haben. Alle Werte sind insgesamt noch immer kritisch – aber für den Augenblick akzeptabel. Wir können daher die Geburt noch etwas schieben. Jeder Tag, den Ihre Tochter mehr in Ihrem Bauch verbringt, gibt uns in dieser Phase immens wichtige Entwicklungsfortschritte und somit auch eine nicht unerhebliche Risikominimierung!" Verblüfft schauen wir ihn an. Mit dieser unglaublichen Wendung hatte keiner von uns gerechnet. Dass Lotta am Leben ist und keinen Schaden von den beiden Tagen davongetragen hat, hätten wir nicht mehr für möglich gehalten und erst recht nicht einen Aufschub der Geburt! Während Herr Prof. Dr. Kagan an seinem Computer einen Bericht zu schreiben scheint, atme ich tief durch, versuche mit der rasanten Entwicklung Schritt zu halten. Nach wenigen Minuten drückt er uns die Untersuchungsakte in die Hand. „Bitte melden Sie sich auf der Schwangerenstation an. Wir werden, wie vorhin, ab jetzt jeden Morgen eine Doppler-

Kontrolle durchführen. Zusätzlich werden wir die Herztöne Ihrer Tochter dreimal täglich je eine Stunde per CTG kontrollieren. Somit haben wir einen Rundumblick – die Dopplerkontrolle, die uns für den nächsten Tag absichert und das CTG, mit welchem wir kurzfristige Änderungen feststellen können. Wann die Geburt stattfinden wird, lässt sich jetzt noch nicht sagen. Ich kann mir aber gut vorstellen, dass wir mit den aktuellen Messwerten das Wochenende überstehen." Wir bedanken uns glücklich bei ihm und verlassen das Untersuchungszimmer.

Auf dem Weg zur Schwangerenstation biegen wir im ersten Stock vor dem Kreißsaal links ab. „Glück gehabt", denke ich. Zumindest für heute sind wir der Operation noch entkommen. Obwohl der Kaiserschnitt ohne Zweifel auf uns zukommen wird, bin ich froh um jeden Tag, der uns auf diese Weise noch geschenkt wird. Im Sprechzimmer der Station treffen wir auf die Krankenschwester von vorgestern. Als die Anmeldung erledigt ist, folgen wir ihr in Christianes neues Zimmer. Der Raum ist länglich. Hinter der Eingangstüre auf der rechten Seite befindet sich der Sanitärraum. Im Anschluss stehen zwei Betten, links steht ein Tisch mit drei Stühlen. An der Wand gegenüber der Türe ist eine Fensterfront mit Terrassentür. Christianes Zimmernachbarin begrüßt uns freundlich, als wir den Raum betreten. Fasziniert gehe ich durch die Terrassentür ins Freie. Draußen befindet sich eine geräumige überdachte Terrasse, die die gesamte Länge des Gebäudes umfasst. Von jedem Zimmer aus scheint es einen Zugang zur Terrasse zu geben. Zudem stehen viele Stühle, Tische und Liegen zur Verfügung. Erleichtert atme ich auf. Hier lässt sich die Wartezeit sicherlich etwas angenehmer gestalten. Nachdem wir Christianes

Sachen in den Schränken verstaut haben, sitzen wir zusammen auf der Terrasse.

Noch immer ist das fantastische Untersuchungsergebnis nicht fassbar. Glücklich blinzelt Christiane in die Sommersonne. „Wir dürfen auch mal Glück haben zwischendurch. Es ist doch eher bedenklich, dass das für uns mittlerweile schon außergewöhnlich ist.“ In diesem Punkt hatte sie nach genauerer Betrachtung vollkommen Recht. Es kam allerdings noch eine Herausforderung hinzu, die normalerweise in dieser Intensität ebenfalls ungewöhnlich war: Die Stimmungen wechselten immer zwischen extremen Tiefschlägen und Hochphasen. Dazwischen schien es keinen Mittelweg zu geben. Schwierig war auch, dass vor einer Untersuchung nicht annähernd abgeschätzt werden konnte, welchen Ausgang der Termin nehmen würde.

Kurz nach dem Mittagessen steht plötzlich eine Hebamme mit einem CTG-Gerät im Raum. Fasziniert beobachte ich, wie sie kurz darauf versucht, Lotta auf dem CTG einzufangen. Immer wieder ist zwischen dem Rauschen ein fauchendes Geräusch hörbar. Es klingt wie eine kräftige Windböe. Die Krankenschwester schaut Christiane an. „Die zischenden Geräusche sind Bewegungen ihrer Tochter. An den vielen starken Geräuschen lässt sich erkennen, dass sie sehr aktiv ist.“ Christiane strahlt fröhlich. „Zum Glück. Während der Lungenreifebehandlung war sie in den letzten beiden Tagen merkwürdig ruhig. Wir hatten Bedenken, es würde ihr nicht gut gehen.“ Die Hebamme nickt. „Das ist allerdings normal. Während einer Lungenreifebehandlung schränken Babys ihre Aktivität deutlich ein. Ich erlebe dies immer wieder. In dieser

Phase scheinen sie ihre Kraft für die Lungenreife zu brauchen.“ Verblüfft schauen wir uns an. Was wäre uns erspart geblieben, wenn wir dieses Wissen vor den beiden Tagen gehabt hätten! Sie fährt fort: „Jetzt sind Herztöne erkennbar. Allerdings wird es schwierig werden, bei Ihrer Tochter eine Stunde lang ein schönes CTG zu schreiben, da sie so klein ist und sehr viel Platz hat sich zu bewegen. Wir müssen dies aber durchführen und notfalls wieder und wieder suchen. Vom Sprechzimmer aus können wir das CTG verfolgen und werden bei Unregelmäßigkeiten vorbeikommen. Bald werden Sie die Herztöne viel schneller finden als wir. Bei Problemen melden Sie sich bitte.“ Als sie den Raum verlassen hat, lauschen wir bedächtig den Herztönen. Freude steigt in mir auf – Lottas Herz schlägt. Sie ist wirklich am Leben!

Nach dem für unsere Maßstäbe erfolgreichen Tag liege ich erschöpft im VW-Bus und versuche zu schlafen. Trotz der späten Uhrzeit ist es noch sehr warm. An Schlaf ist nicht zu denken. Das CTG am Abend war unauffällig verlaufen. Den heutigen Tag konnten wir als Glückssträhne betrachten. Erleichtert muss ich an die Aussage von Herrn Prof. Dr. Kagan heute Vormittag denken. „Jeder Tag Abwarten bringt eine enorme Chancenverbesserung für Ihre Tochter.“ Hoffentlich blieb uns das Glück noch wochenlang erhalten. „Jeder Tag in der Klinik ist es wert, wenn sich Lottas Überlebenschancen nur verbessern“, denke ich glücklich.

Turbulente Zeiten

Am Nachmittag des nächsten Tags haben sich Christianes Großmutter und ihre beiden Tanten zu Besuch angemeldet. Da Christiane noch 15 Minuten CTG vor sich hat, gehe ich alleine, wie vereinbart, kurz vor 15:00 Uhr Richtung Parkplatz, um die drei Frauen abzuholen. Bei der Doppler-Untersuchung heute Morgen wurde die Einschätzung von Herr Prof. Dr. Kagan bekräftigt, dass die Versorgung das Wochenende über gut ausreichen sollte. Auch das CTG heute Morgen zeigte sich unauffällig. Kurz vor meinem Aufbruch Richtung Parkplatz war das zweite CTG des Tages fast fertig – ohne neue Erkenntnisse. Es schien sich eine Stabilität eingestellt zu haben, die wir dringend brauchen konnten.

Der Samstag ist beim Durchqueren des Klinikgebäudes deutlich spürbar. Auf einen Schlag schien das Haus fast in eine Art Ruhemodus geschalten worden zu sein. Nach kurzem Suchen habe ich unseren Besuch gefunden. Gemeinsam laufen wir zurück auf die Station. Auf halbem Weg zu Christianes Zimmer kommt uns ihre Zimmernachbarin aufgeregt entgegen. „Christiane wurde gerade vollkommen überstürzt in den Kreißsaal gefahren, da die Werte auffällig waren!" Bestürzt schaue ich sie an. Die Werte bisher waren doch absolut unauffällig gewesen! Während unser Besuch zusammen mit Christianes Nachbarin in Richtung

Zimmer geht, melde ich mich im Kreißsaal und mache Christiane ausfindig. Sie liegt in einem kleinen Raum am anderen Ende der Station. Bereits beim Betreten des Zimmers ist eine große Hektik spürbar. Offensichtlich sind drei Mitarbeiterinnen aufgeregt dabei, eine Doppler-Untersuchung durchzuführen. Beunruhigt durch den großen Tumult stelle ich mich seitlich vor eines der Fenster. Christiane zittert deutlich sichtbar. Nervös und unsicher schaut sie mich an. Allem Anschein nach kann auch sie sich die Situation nicht erklären. Verdutzt entnehme ich der Konversation, dass Christiane ein Wehenhemmer gegeben werden soll.

Ratlosigkeit macht sich breit bei mir. Heute Morgen war doch alles in Ordnung. Es hatte noch nie Wehen gegeben! Hilflos stehe ich an einer Seite des Untersuchungszimmers. Direkt gegenüber liegen die beiden wichtigsten Menschen meines Lebens. Dazwischen Ärzte, Hebammen und Krankenschwestern mit mehreren Gerätschaften, die Messwerte ausspucken. In diesem Moment trifft mich die Hilflosigkeit wie ein Schlag ins Gesicht. Noch nie während der gesamten Schwangerschaft war dieses Gefühl derart intensiv. Plötzlich realisiere ich, wie nahe wir dem Kreißsaal wirklich sind. Jede Minute konnte die Entscheidung zum Kaiserschnitt fallen!

Als Christiane der Zugang für den Wehenhemmer am Arm gelegt wird, schnellt Lottas Puls auf dem CTG von der einen auf die andere Sekunde steil nach oben. Kurz darauf ist sie weg. Dem CTG sind nichts als orkanartige Geräusche zu entnehmen. „Auch Lotta hat die Panik gepackt!“, denke ich. Bis zu ihr sind die umtriebigen Aktivitäten hier im Raum durchgedrungen. Ohne CTG orientierungslos öffnet die Ärztin ihren Laptop, um eine Ultraschalluntersuchung durchzuführen. Als sie Lotta eingefangen hat, scheinen alle Werte normal zu sein. Der kleine Zwerg ist nervöser und umtriebiger als sonst, die Versorgungswerte bewegen sich aber im regulären Rahmen. Nach ein paar Minuten am Ultraschall wird beschlossen, erst einmal abzuwarten. Lotta soll die nächsten Minuten zur Ruhe kommen. Anschließend soll alle zwei Stunden ein CTG zur Kontrolle durchgeführt werden. Als wir nach ein paar weiteren Minuten wieder alleine sind, setze ich mich zu Christiane ans Bett. Sie ist vollkommen aufgelöst und erzählt, dass ein Wert im CTG kurzzeitig außer Norm gelegen ist, nachdem ich weg war. Offensichtlich hat dieser Wert die Verlegung in den Kreißsaal bewirkt, da Christiane nach Aussage der Krankenschwester dort wesentlich besser überwacht werden könne. Eine Situation, die sich aus unserer Sicht unglücklich aufgeschaukelt hat, da sich die spürbare Panik mit jedem hinzukommenden Mitarbeiter potenziert hat. Ein Zustand, der mir beruflich aus Ausnahmesituationen nicht unbekannt war. Auch in diesen Situationen war es nicht unüblich, dass sich Ereignisse im Eifer des Gefechts überschlugen. Beide versuchen wir uns nach dem Zwischenfall erst einmal zu beruhigen. Dieses Mal schienen wir mit dem Schrecken davongekommen zu sein! Nach ein paar Minuten mache ich mich alleine auf zu Christianes Zimmer, um den Besuch unverrichteter Dinge wieder nach Hause zu schicken. Ausgerechnet in der Minute des Eintreffens hat unsere Welt vollkommen unvorhersehbar kurzzeitig vor dem Untergang gestanden.

Nach dem Abendessen gehe ich in Richtung Bus. Als Vorsichtsmaßnahme soll Christiane heute Nacht im Kreißsaal schlafen. Das Angebot, ebenfalls dort zu übernachten, habe ich dankend angenommen. Kurz nach dem Verlassen des Zimmers treffe ich die Oberärztin. Sie lächelt mich an: „Die Werte des CTGs vorhin waren mustergültig. Wie es scheint, hat es sich nur um einen kurzen Zwischenfall, vielleicht einen Messfehler, gehandelt. Wir versuchen solche Situation zu vermeiden, sind aber lieber vorsichtiger als notwendig, um das Leben der kleinen Patienten nicht zu gefährden. Daher auch das kurze Chaos vorhin. Gegen 23:00 Uhr wird nochmals ein letztes CTG durchgeführt. Wenn die Werte morgen früh weiterhin gut sind, kann Ihre Frau wieder auf Station verlegt werden."

Nach dem unauffälligen CTG liege ich in meinen Schlafsack gepackt auf einer Untersuchungsliege und versuche zu schlafen. Unvorstellbar, dass meine erste Nacht im Krankenhaus seit meiner Geburt in einem Kreißsaal stattfinden wird. Abends hatte Christiane nochmals mit ihrer Oma telefoniert. Die Lage schien sich wieder vollständig beruhigt zu haben. Für uns war der heutige Nachmittag ein klarer Warnschuss – innerhalb weniger Minuten standen wir vollkommen unvorhersehbar mit beiden Beinen im Kreißsaal, waren Teil des selbstständig ablaufenden medizinischen Programms und standen gleichzeitig nur hilflos daneben. Während wir zweifelsfrei optimal versorgt wurden, musste die Situation auch emotional erst einmal gestemmt werden. Durch das offene Fenster weht ganz sacht kühle Luft in den Raum. Auf der Seite liegend kann ich trotz der Dunkelheit deutlich Christiane erkennen. Sie liegt auf dem Rücken und schläft nach dem anstrengenden Tag bereits tief und fest – mit Lotta sicher und wohl behütet in ihrem Bauch. Fasziniert beobachte ich die beiden wichtigsten Menschen in meinem Leben. Erst ganz langsam weicht die Anspannung des Tages.

Sonnentage

Punkt 6:00 Uhr am Sonntagmorgen werden wir zum CTG geweckt. Nach der unruhigen Nacht auf der Liege packe ich verschlafen meine Utensilien zusammen, während das CTG fleißig Herztöne aufzeichnet. Als das CTG beendet und ausgewertet ist, machen wir uns auf den Rückweg in Christianes Zimmer. Auch die Doppler-Untersuchung stellt sich später als unauffällig heraus. „Die Werte sind ein Fall fürs Lehrbuch. Im Bereich Pathologie. Trotzdem bewegen sie sich auf einem niedrigen, akzeptablen Niveau!“, hatte der diensthabende Oberarzt lachend angemerkt.

An diesem Sonntag scheint der turbulente Tag gestern nicht mehr zu existieren. Bei strahlendem Sonnenschein verbringen wir den Tag auf der Terrasse des Zimmers. Nachmittags sind Christianes Eltern und ihr Bruder zu Besuch. Nach der letzten Nacht im Kreißsaal bin ich froh, bei Freunden über Nacht unterzukommen. Spät am Abend verlassen wir gemeinsam die Klinik und gehen in einen Biergarten, um noch eine Kleinigkeit zu essen. Zum ersten Mal seit mehreren Tagen nehme ich, im Biergarten sitzend, offensichtlich Teil am normalen Leben. Während mein Körper sich im Ausnahmezustand befindet, geht die Welt um mich herum ihren normalen Gang. Seit dem ersten Feindiagnostiktermin und dem damaligen Absturz von der Erdscheibe mussten Christiane und ich regelmäßig feststellen, dass wir nur noch äußerlich Teil der Gesellschaft waren. Immer wieder beobachteten wir, dass das normale Leben an uns vorbeizugehen schien. Während die Menschen um uns herum ihrem normalen Alltag verfallen waren, spielte sich unser Leben innerhalb unseres desaströsen Mikrokosmos ab. Schwerelos schwebten wir durch den Alltag und fühlten trotzdem das tonnenschwere Gewicht, das uns permanent nach unten zog. In jeder Sekunde realisierten wir, dass das normale überhitzte Alltagsleben der Gesellschaft keinesfalls unserer Realität entsprach!

„Ihr Wochenende war, wie ich gehört habe, etwas turbulent." Nach der Doppler-Kontrolle am Montagmorgen schaut uns Herr Prof. Dr. Kagan an. „Es bedarf einer großen Erfahrung im pränatalen Bereich, um die aktuellen Messwerte richtig einschätzen zu können, da die schlechten Versorgungswerte eine sofortige Geburt eigentlich rechtfertigen. Sie können aber sicher sein, dass keine Geburt durchgeführt worden wäre ohne eine telefonische Rücksprache mit uns. Für heute ist die Versorgung in Ordnung. Wenn es keine Zwischenfälle gibt, sehen wir uns morgen früh wieder." Zufrieden machen wir uns auf den Rückweg zur Station. Um der langen Wartezeit in der Klinik heute zu entkommen, steht ein Ausflug in die Innenstadt auf dem Programm. Nach den letzten Tagen auf der Terrasse ist ein kleiner Tapetenwechsel dringend notwendig. Als die Abmeldung auf Station erledigt ist, verlassen wir endlich wieder die Klinik. In der Innenstadt fühlen wir uns wie in einer anderen Welt. Immer wieder schaue ich Christiane an, laufe stolz mit ihr und Lotta durch die Fußgängerzone. Der unübersehbare Bauch ist ein deutliches Zeichen unserer kleinen Familie! Abseits der Klinik hatte es teilweise sogar den

Anschein, als wären wir eine völlig normale Familie, die im siebten Monat der Schwangerschaft ganz normal durch die Innenstadt schlendert.

Die Kliniksorgen der letzten Tage scheinen ausgelöscht zu sein. Das fröhliche Leben zieht uns in seinen Bann. Trotz der Vorfälle gestern gab es aktuell keinen Anlass zur Sorge. Die Untersuchung heute früh war reibungslos verlaufen. Mit etwas Glück konnte eine Geburt diese Woche noch hinausgezögert werden. Morgen würde Lotta ein für uns mittlerweile immens großes Ziel erreichen – Schwangerschaftswoche 25! Was bis letzte Woche als reines Horrorszenario galt, war für uns mittlerweile fast schon Anlass für euphorische Jubelstürme – eine Geburt „erst" in Woche 26! Jeder Tag, den wir mehr überstanden, konnte als kleiner Etappensieg gefeiert werden.

Eindeutiger Trend

Nach der Sommernacht in unserem Urlaubsbus komme ich positiv gestimmt im Uniklinikum an. Es fühlt sich an, als wäre ich nach den wenigen Tagen in der Klinik vom Gast bereits zu einem integrierten Bestandteil geworden. Am vergangenen Wochenende erschien die Klinik in einer geradezu entspannten Atmosphäre – ganz anders als im hektischen Trubel unter der Woche. Die Abläufe und Gesichter um mich herum sind mir seltsam vertraut. Das Umfeld ist eine beinahe interessante Abwechslung zu dem gewohnten, phasenweise eintönigen Büro-Alltag. Eine erstaunliche Feststellung – bisher hatte ich um jedes Krankenhaus einen möglichst großen Bogen gemacht!

Christiane sitzt beim Frühstück und begrüßt mich auffallend gut gelaunt. Das CTG heute früh war absolut unauffällig, Lotta wie gewohnt rege in Aktion. Fröhlich schaut sie mich an. „Susi war heute Morgen wie üblich auf dem Weg zur Arbeit zu Besuch bei mir. Es ist so schön, dass sie jeden Morgen vorbeikommt! Der viele Besuch, wie zum Beispiel von Anniella, tut einfach gut!“ Als das Frühstück beendet ist, machen wir uns mit der Krankenakte unter dem Arm auf den Weg zur Untersuchung. Wie selbstverständlich gehen wir an den an der Anmeldung sitzenden ambulanten Patienten vorbei direkt zum Untersuchungszimmer. Nach dem erfolgreichen Stadtbummel gestern steht für heute erneut eine Tour durch die Innenstadt auf dem Plan. Auf jeden Fall wird sich bei dem herrlich sonnigen und warmen Wetter ein schönes Café in der Innenstadt finden lassen, um der Wartezeit in der Klinik zu entkommen.

Mitten im Planen unseres Tagesablaufs werden wir nach kurzer Wartezeit bereits ins Untersuchungszimmer gebeten. Wie gestern beginnt Herr Prof. Dr. Kagan routiniert mit der Untersuchung und überprüft die kritischen Messwerte. In den zahlreichen bisherigen Doppler-Untersuchungen wurde uns mehrfach erklärt, welche Werte wie, wo und vor allem warum gemessen werden. Trotzdem ist eine Orientierung auf den grauen Monitorbildern noch immer nicht wirklich einfach. Als Rettungsanker prüfe ich daher schon intuitiv bei jedem Messwert kritisch die Reaktion des Arztes. Aus meiner Erfahrung der letzten Tage gibt es aber auch hier große Unterschiede. Bei Herrn Prof. Dr. Kagan beispielsweise ist allenfalls die Gesamtstimmung erkennbar, keinesfalls jedoch eine Reaktion zu einzelnen Werten oder Erkenntnissen. Im Vergleich zu gestern scheint seine Stimmung insgesamt angespannter zu sein. Bestimmt liegt es an einem stressigen Vormittag.

Bereits nach wenigen Minuten ist die Untersuchung beendet. Während Christiane sich anzieht, überprüft Herr Prof. Dr. Kagan die heute gewonnen Untersuchungserkenntnisse und vergleicht diese mit den Werten der Vortage. Erstmals habe ich den Eindruck, dass sich die aktuelle Anspannung hauptsächlich auf uns bezieht. Christiane wirft mir einen fragenden Blick zu, da auch sie längst wahrgenommen hat, dass der Ablauf heute einen eher untypischen Verlauf nimmt.

Eine gefühlte Ewigkeit später blickt Herr Prof. Dr. Kagan von seinem Bildschirm auf. „Das Ende der Fahnenstange ist erreicht“, sagt er ruhig und klar. Ich habe den Eindruck, dass mein Puls schlagartig explodiert. „Wir haben unsere Möglichkeiten auf pränataler Seite langsam aber sicher ausgeschöpft. Ich hatte bereits gestern den Eindruck, dass es dem Ende entgegengeht. Das Bild der heutigen Untersuchung hat den Trend in diese Richtung leider bestätigt. Wenn wir jetzt nicht reagieren, laufen wir Gefahr, dass die sich zuspitzende unzureichende Versorgung bleibende Schäden verursacht oder aber nicht mehr ausreicht. Ich werde mit dem Kreißsaal telefonieren und alles Notwendige veranlassen. Der Kaiserschnitt muss im Lauf des Vormittags durchgeführt werden. Mir bleibt nur, Ihnen viel Glück und Kraft zu wünschen.“

Geschockt von der plötzlichen und für uns unerwarteten Wendung sitzen wir nach der Klärung der restlichen Formalitäten wieder vor dem Untersuchungszimmer. Beide können wir nicht fassen, dass heute der Tag der Geburt sein soll. Christiane schaut mich an. „Egal wann, wir wären immer überrascht, wenn die Entscheidung fällt. Der Trend der letzten Tage war aber so schön stabil. Es hätte doch noch ein paar Tage weitergehen können!“ Sicherlich – die Lungenreifebehandlung war bei diesem Verlauf die richtige Entscheidung. In den letzten Tagen hatten wir eine regelrechte Glückssträhne – zumindest in Anbetracht unserer glücklosen aktuellen Gesamtsituation. Trotzdem hatten wir uns in der scheinbaren Sicherheit gewogen, dass der stabile Zustand der letzten Tage noch wochenlang anhalten würde. Nun ist die Operation und damit die so bedrohliche Narkose in gefährlich greifbare Nähe gerückt. Obwohl wir uns in den letzten Tagen notgedrungen auf diesen Augenblick vorbereitet haben, wirkt alles um uns herum verändert. Bereits in wenigen Stunden wird Christianes Schwangerschaft beendet sein. Für mich als nicht unmittelbar körperlich Beteiligter hatte die Phase emotional vor wenigen Wochen überhaupt erst begonnen. Gedanklich hatte ich mich als Vater bereits von Anfang an mit unserem Kind beschäftigt, hatte mich von Anfang an riesig gefreut. Emotional musste ich mich aber erst auf dieses neue Abenteuer, auf den „Umstand" Schwangerschaft, einstellen. Die Gefühlswelt braucht hier ebenfalls eine Eingewöhnungszeit – ähnlich dem Körper einer Frau, der sich auf die Schwangerschaft erst einstellen muss. Durch das verlangsamte Wachstum von Lotta war die Schwangerschaft ohnehin erst sehr spät sichtbar geworden. Und nun sollten wir in wenigen Stunden unsere Tochter bereits live ansehen können! Eine Vorstellung, die nach wie vor unwirklich war.

Neunundzwanzig nach eins

Plötzlich werde ich aus meinen Gedanken gerissen! In rekordverdächtiger Zeit wurde der Untersuchungsbericht getippt und wird uns zusammen mit den letzten Doppler-Bildern durch Herrn Prof. Dr. Kagans Assistentin ausgehändigt. Ihren Informationen zufolge wird aktuell noch ein Kaiserschnitt vorbereitet. Anschließend sind wir Position 2 in der Warteschlage!

Wie mit Herrn Prof. Dr. Kagan besprochen, machen wir uns sofort auf den Rückweg zu Christianes Zimmer auf Station. Zu unserem Erstaunen werden wir dort bereits von einer uns unbekannten Frau erwartet. Freundlich begrüßt sie uns. „Ich bin heute als Hebamme für Sie zuständig und werde Sie den Tag über begleiten. Falls Sie Fragen oder Wünsche haben, dürfen Sie sich jederzeit an mich wenden. Wir werden jetzt zusammen in den Kreißsaal gehen und dort mit den Vorbereitungen für den Kaiserschnitt beginnen." Trotz der Nachwehen meines Schocks fällt mir erneut auf, mit welcher Freundlichkeit und Ruhe wir trotz der stressigen Situation begrüßt werden. Auf dem Weg besprechen wir mit ihr den weiteren Ablauf. Da Christiane erst vor einer Stunde gefrühstückt hat, wird sich die Operation nach aktueller Planung noch etwas verschieben. Um bei Auffälligkeiten sofort reagieren zu können, wird Lotta jedoch permanent per CTG überwacht werden. Christiane wird als Vorbereitung der OP eine

Magnesium-Infusion bekommen. Nach aktueller Planung wird der Kaiserschnitt gegen 12:30 Uhr beginnen. Somit verbleiben noch knapp drei Stunden Zeit als Vorbereitung auf die Operation.

Auf dem Weg zu unserem Geburtszimmer – wie es unsere Hebamme liebevoll genannt hat – laufen wir am Eingang des Kreißsaals vorbei. Durch die noch offenen Türen können wir erkennen, wie eine Frau auf einer Krankenliege in den Saal gebracht wird. Christiane greift intuitiv nach meiner Hand und schaut mich unsicher lächelnd an. Als Physiotherapeutin hat sie bereits reichlich Krankenhauserfahrung gesammelt. Mir dagegen ist diese Welt bisher zum Glück weitestgehend fremd geblieben. Es ist das erste Mal in meinem Leben, dass ich einen Operationssaal live – wenn auch aus der Ferne – sehe. Bereits im Vorfeld haben wir uns intensiv über einen möglichen Kaiserschnitt unterhalten. Für mich stand dabei immer zweifelsfrei fest, dass ich Christiane auch bei einer Geburt auf diesem Weg begleiten würde. Klar war uns allerdings beiden nicht, ob dies in der Praxis auch problemlos machbar sein würde.

Das Geburtszimmer ist direkt in der Nähe des Kreißsaals. Der Raum ist geräumig, ausgestattet mit Badewanne und sanitären Einrichtungen. Auch ein Wickeltisch mit Wärmelampe ist vorhanden. Schon jetzt ist es für mich unvorstellbar, dass wir nach der Geburt ganz ohne Lotta wieder in diesen Raum zurückkehren werden. Wie gewohnt nehme ich meinen Beobachtungsposten am Bettrand ein. Nachdem Christiane sich umgezogen hat, muss die Infusion gelegt werden. Dies ist genau der richtige Augenblick, um meine noch ausstehende Aufgabe zu erledigen. Eiligen

Schrittes verlasse ich den Kreißsaal Richtung Klinikausgang, um kurz zu telefonieren. Meine Mutter hat sich für den Nachmittag zu einem Besuch angemeldet. Da dies zu unserem neuen Terminplan so gar nicht passt, muss ich versuchen, den Termin möglichst unauffällig abzusagen. Glücklicherweise haben wir ohnehin vereinbart, am Vormittag nochmals zu telefonieren. Nach dem dritten Klingeln ist sie am Telefon. Eigentlich hatte ich inständig gehofft, den Anrufbeantworter zu erreichen. Kurz angebunden erzähle ich ihr, dass Christiane und Lotta heute Nachmittag einen längeren CTG-Termin haben, da die Werte am Vormittag etwas unregelmäßig waren. Da wir diese Situation bereits am Samstag erlebt hätten und es sich um eine Vorsichtsmaßnahme handelt, würden wir uns keine Sorgen machen, höre ich mich selbst überrascht sagen. Wir vereinbaren, dass ich mich nach der Untersuchung am Abend nochmals melde. Nach kurzem Überlegen rufe ich noch bei Anne an, um ihr von den aktuellen Vorgängen und der anstehenden Geburt zu berichten. Auch sie kann die Tatsache nicht fassen. „Viel Glück, wir drücken Euch alle hier die Daumen. Meldet Euch nach der Geburt unbedingt bei uns!" Mit diesen Worten von Anne endet mein letztes Gespräch vor der Geburt. Wie mit Christiane vereinbart, schalte ich mein Handy sofort nach dem Gespräch aus. Wir waren uns beide gleich darüber einig: Wir werden uns in dieser schwierigen Situation auf uns selbst konzentrieren müssen. So unangenehm die anstehende Aufgabe auch wird, wir werden sie alleine meistern und gemeinsam bestehen.

Als ich ins Geburtszimmer zurückkomme, ist die Infusion bereits gelegt. Christiane ist dabei, die Herztöne von Lotta auf dem

CTG einzufangen. Mittlerweile hatte sie tatsächlich faszinierender Weise den „Dreh“ raus und konnte Lottas Herztöne in Rekordzeit orten. Unauffällig setze ich mich auf den mir zugewiesenen Stuhl. Nachdem das CTG angelegt ist und durchgehend Werte liefert, lacht Christiane leise auf. „Ich wäre wirklich glücklich darüber, wenn ich dieses Theater weiterhin mitmachen müsste. Gerne auch jede Nacht.“ Unsere Hebamme lächelt Christiane verständnisvoll an. „Wir würden Ihnen den Wunsch sehr gerne erfüllen. Leider haben wir dies alle zusammen nicht in der Hand. Alles was wir tun können, ist der Situation offen und mutig zu begegnen. Genießen Sie jetzt aber – soweit möglich – die verbleibende Zeit und vor allem die Ruhe vor dem anstehenden Kaiserschnitt. Sie werden sehen, es wird später im OP jede Menge Trubel herrschen, aber die Atmosphäre wird entspannt sein. Jedoch werden jede Menge Menschen anwesend sein. Da wir an einer Uniklinik sind, wird neben zwei Anästhesisten und zwei Operateuren zusätzlich zu Lehrzwecken noch weitere Personen anwesend sein. Vom Eingang aus betrachtet werden an der linken hinteren Türe die Kinderärzte darauf warten, Ihre Tochter in Empfang zu nehmen und gleich zu versorgen. Die anstehende Geburt haben wir bereits direkt nach Ihrer Untersuchung heute Morgen angemeldet. Für sie ist alles vorbereitet. Somit haben wir die Garantie, dass Ihre Tochter bereits während der Entbindung durch die Kinderärzte optimal betreut werden kann. Falls ich in der Zeit bis zur OP noch etwas für Sie tun kann, lassen Sie es mich einfach wissen. Ich werde ab und zu vorbeischauen, um zu sehen ob alles okay ist.“

Wir sind dankbar für die vorbereitenden Tipps. Den Ablauf der OP kann zumindest ich mir nicht wirklich vorstellen. Nachdem unsere Hebamme nochmals die Infusion sowie das CTG kontrolliert hat, sind wir seit der Untersuchung heute früh das erste Mal alleine. Ich rutsche mit meinem Stuhl direkt an Christianes Bett. Wir genießen es beide, noch ein paar Minuten zusammen in Ruhe verbringen zu können. Die Angst von Christiane vor der Narkose hat sich etwas gelegt. In Anbetracht der anstehenden Operation wirkt sie zwar angespannt, ist aber erstaunlich ruhig. „Trotz der schlechten Prognose letzten Mittwoch haben wir es zusammen mit Lotta bis heute geschafft durchzuhalten." Sie schaut mich unvermittelt an. „Es fällt mir so unendlich schwer, Lotta jetzt hergeben zu müssen, sie in diesem hilflosen und unvorbereiteten Zustand alleine lassen zu müssen. Aber nur auf diese Weise kann ich ihr helfen. Die Narkose werde ich nur überstehen können, wenn ich immer wieder daran denke. Es ist das Beste, was wir für Lotta tun können. Ich bin so froh darüber, dass wir diesen schwierigen Weg gemeinsam gehen können. Allein würde ich untergehen." Wir liegen uns in den Armen. So schwierig die Situation für uns alle auch ist, wir sind nicht alleine! Immer wieder haben wir uns in den letzten Tagen und Wochen gegenseitig gestützt, motiviert und uns damit am Leben gehalten. Auf einen Schlag sind alle Angstzustände weit weg, auch die unglaubliche Angst davor, Lotta zu verlieren und die Panik, dass auch Christiane bei der anstehenden Operation etwas zustoßen könnte. Plötzlich ist all dies weit weg. In diesem Augenblick zählen nur wir beide, zählt nur unsere starke Bindung. Gemeinsam hören wir auf die Herztöne von Lotta. Für uns klingen sie fantastisch gleichmäßig und beruhigend. Glücklich schaue ich Christiane an.

„Wenn wir diesen Augenblick doch für immer festhalten könnten. Die Zeit einfach für immer anhalten." Christiane lächelt. Wir waren hier in diesem Geburtszimmer ganz ungestört und fast schon privat als Familie mit Lotta zusammen. Lotta war nach allem, was wir fühlen und wahrnehmen konnten, ein quicklebendiges, glückliches Kind. Die Welt in unserem intakten Mikrokosmos hier drin war somit perfekt! Wer konnte wissen, ob Lotta die Operation überstehen würde, ob wir jemals wieder ihren Herzschlag hören durften. Vielleicht waren die Herzschläge von ihr hier im Geburtszimmer das letzte Lebenszeichen, das wir als Eltern wahrnehmen und erleben durften.

Nach einem kurzen Klopfen steht unsere Hebamme im Geburtszimmer. Nach der Routinekontrolle der Patientinnen wird es nun Zeit für meine Vorbereitungen auf die Operation. Ich folge ihr zu den Umkleiden, die am hinteren Ende des Kreißsaals liegen. Sie deutet auf die Metallschränke hinter der Tür. „Sie können sich eine passende Garnitur aus den Schränken nehmen und sich in aller Ruhe umziehen. Mundschutz sowie Schuhkappen liegen im rechten Schrank. Bitte nehmen Sie diese mit ins Geburtszimmer, wenn Sie sich umgezogen haben." Beim Anblick der in vier Reihen sauber geordneten grünen Garnituren muss ich lachen. Allein die Vorstellung, wie ich in dieser Verkleidung in wenigen Minuten durch die Gänge zum Geburtszimmer flaniere, erscheint mir selbst in der angespannten Situation grotesk. Beim Umziehen stelle ich verblüfft fest, dass ich bereits seit heute früh ein grünes T-Shirt trage. Der Farbton ist beinahe identisch zum Grün der OP-Garnituren. Dabei gibt es in meinem Fundus überhaupt nur ein einziges grünes T-Shirt! Ganz in Grün mache ich mich auf den Rückweg. Auch Christiane muss laut lachen, als ich wieder im Geburtszimmer ankomme. „Du könntest in dieser Kluft glatt als Arzt durchgehen."

Langsam aber sicher nehmen wir wahr, dass die Lage hektischer wird. Um 12:15 Uhr steht plötzlich ein ebenfalls grün gekleideter Mann im Geburtszimmer, der sich uns als Anästhesiepfleger vorstellt. Er begrüßt uns per Handschlag und setzt sich auf einen Stuhl neben Christianes Bett. Noch während er sich setzt, erzählt Christiane voller Aufregung von ihrer Angst vor der anstehenden Narkose, der Angst, die eigenen Beine nicht mehr zu spüren, grausame Rückenschmerzen nach der Operation von der Narkosespritze zu bekommen. Der Anästhesiepfleger lässt Christiane geduldig ausreden. „Ich kann Ihre Angst absolut nachvollziehen. Sie haben keine einfache Aufgabe vor sich. Allerdings kann ich Ihnen auch versichern, dass Sie bei uns in den besten Händen sind. Wir nehmen jeden Tag eine Vielzahl an Narkosen vor und verstehen unser Handwerk." Ruhig schaut er Christiane an. „Sie können sich und Ihrem Kind am meisten helfen, indem Sie unsere Anweisungen nachher im OP genau befolgen. Von der Narkose werden Sie lediglich einen kleinen Stich spüren. Ich gebe Ihnen mein Wort, dass wir Sie über alle unsere Schritte detailliert vorab informieren. Es wird nichts hinter Ihrem Rücken passieren, über das Sie nicht Bescheid wissen." Ich bin erleichtert über die klaren und direkten Worte des Anästhesiepflegers. Wieder habe ich das Gefühl ernst genommen zu werden, eine helfende Hand angeboten zu bekommen, die für uns in dieser Situation unendlich hilfreich ist. Auch auf Christiane scheint die Art des Mediziners ganz offensichtlich beruhigend zu wirken. Gemeinsam gehen wir mit ihm nochmals den Ablauf der Operation durch, die nun unmittelbar bevorsteht. Kurz vor dem Gehen wendet sich der Anästhesist an mich: „Bitte bleiben Sie während der Operation immer bei Ihrer Frau. Seitlich an der Liege am Kopfende steht ein Stuhl für Sie bereit. Ihre Aufgabe wird es sein, für Ihre Frau da zu sein, um den Rest kümmern wir uns. Falls wider Erwarten Turbulenzen auftreten sollten, werden wir Sie bitten den Raum zu verlassen. Folgen Sie in diesem Fall den Anweisungen, da Sie Ihrer Familie nur so helfen können. Bitte geben Sie rechtzeitig Bescheid, wenn es Ihnen nicht gut geht – nicht, dass Sie uns ins OP-Feld kippen.“ Zumindest in der Theorie vor der OP klang dieser Hinweis schlüssig. Da es von uns keine Fragen gibt, ist das Gespräch mit diesem Hinweis an mich beendet. Kurz darauf betritt eine ebenfalls durchweg grün gekleidete Frau den Raum und stellt sich als OP-Leitung vor. Kurz erkundigt sie sich nach Christianes Befinden und nach etwaigen Auffälligkeiten in den letzten Stunden.

Anschließend geht alles plötzlich sehr schnell. Punkt 12:50 Uhr beginnt unsere Hebamme zusammen mit einer weiteren Kollegin die Infusion sowie das CTG abzunehmen. Anschließend wird Christiane auf ihrer Liege Richtung OP gefahren. Unsicher und angespannt folge ich dem Trio bis in den Kreißsaal. Als Christiane auf dem OP-Stuhl sitzt, begebe ich mich sofort, wie ausdrücklich gewünscht, auf den mir angedachten Platz am Kopfende. Unsicher greift Christiane nach meiner Hand. Um uns herum herrscht reges Treiben. Hinter uns erkenne ich den Anästhesiepfleger mit einem weiteren Kollegen beim Vorbereiten der Narkosespritzen. Kurz darauf steht er mit einer Sprühflasche aus Metall neben uns.

„Ich werde einen Reaktionstest mit kaltem Wasser in der Bauchgegend machen. Nach der Narkose werden wir den gleichen Test nochmals durchführen, um zu sehen ob die Schmerzempfindlichkeit weg ist.“ Beim Test zuckt Christiane kurz zusammen. „Richtig kalt“, sagt sie direkt empört. Der Anästhesiepfleger ist zufrieden. „Super, dies ist auch so beabsichtigt. Dann werden wir jetzt mit den Vorbereitungen der Narkose beginnen. Bitte gehen Sie ans Fußende des OP Stuhls.“ Da sein Blick unmissverständlich in meine Richtung geht, stehe ich langsam wie aus einer Schockstarre auf und befolge die Anweisung. „Bitte beugen Sie sich zu Ihrem Mann vor. Wir werden lediglich die Narkosestelle abtasten und keimfrei machen. Nichts weiter.“ Trotz der recht harmlosen Ankündigung ist Christiane bereits jetzt vollkommen aufgelöst. Sie klammert sich fest an mich. Für mich wird die Situation beinahe unerträglich: gleichzeitig vollkommen integriert und total hilflos! Nach einer gefühlten Ewigkeit schaut der Anästhesist auf. „Wir sind fertig und werden jetzt die Narkose setzen.“ Christiane verkrampft sich in meinen Arm. „Nein, bitte nicht!“ Sie zittert am ganzen Körper. Der Anästhesiepfleger ist sofort an unserer rechten Seite und legt ihr die Hand auf die Schulter. „Es wird nichts passieren. Nur ein kleiner Stich. Atmen Sie tief ein und aus und bleiben Sie ruhig. Denken Sie an sich und Ihr Kind. Wie Sie in zwei Jahren zusammen auf einer grünen Wiese sitzen und Ihre Tochter Sie fröhlich anlacht, mit Ihnen spielt. Die Sonne scheint und Sie genießen die Zeit zu dritt. Geben Sie Ihrem Kind jetzt positive Energie mit auf seinen Weg. Es braucht viel Kraft für die bevorstehende Erkundung in der noch unbekannten Welt.“ Einen kurzen Augenblick wendet er sich ab und schaut nach hinten. „Gratulation. Die Narkosespritze ist erledigt. War doch nicht so schlimm, oder?“ Ich merke, wie sich Christianes Anspannung langsam löst. „Es war wirklich nur ein kleiner Stich“, sagt sie, wobei ihre Stimme nach der großen Aufregung noch richtig kraftlos klingt. Auch ich atme tief aus. Das zumindest hätten wir geschafft. Die Narkose und damit einen schwierigen Punkt der OP haben wir überstanden.

Erleichtert setze ich mich wieder auf meinen Platz. Vor unseren Köpfen wird das Operationsfeld mit einem grünen Tuch abgedeckt. Ich nehme mir fest vor, unter keinen Umständen einen Blick jenseits des Tuchs zu riskieren, selbst wenn Lotta auf der Welt sein wird. Erst jetzt, als ich wieder sitze und warte, bis die Operation beginnt, nehme ich den OP in seiner Gänze wahr. Bei dem bisherigen hektischen Ablauf ging dies vollkommen unter. Hinter uns sind mittlerweile fünf Mitarbeiter, welche ich – aus welchen Gründen auch immer in dieser Anzahl – zur Anästhesie zähle. Alle stehen um die rechts hinter mir aufgebauten Monitore herum. Die Eingangstüre wurde geschlossen. Links neben uns am Rand des OP-Felds sitzt unsere Hebamme und lächelt mir zu. Selbst jetzt wirkt sie angenehm gelassen und strahlt Zuversicht aus. Neben ihr kann ich über das Tuch hinweg die Köpfe der beiden Chirurginnen erkennen. An der rechten Seite am Rand des OPs stehen weitere vier Personen, die vom Alter her Studenten oder Schüler sein könnten. Sie stehen fein aufgereiht direkt an der Wand. Und ganz am linken Ende des OPs ist eine Türe mit Bullauge. Hier vermute ich die Kinderärzte, die bereits auf Lotta warten sollten.

Als das Sichtfeld aus unserer sitzenden Perspektive vollständig verdeckt ist, führt der Anästhesiepfleger erneut den Reaktionstest bei Christiane durch. Sie nimmt beim Wasserstrahl noch einen leichten Druck wahr, kann die Temperatur des Wassers aber nicht mehr ansatzweise fühlen. „Die Operation kann beginnen", stellt der Anästhesist nüchtern fest. Ich schaue auf die Uhr – 13:17 Uhr. Es geht los. Da wir durch den Sichtschutz vollständig vom Geschehen abgeschlossen sind, bleibt uns nichts anderes als abzuwarten. Der Anästhesiepfleger tritt an meine Seite. „Bitte entschuldigen Sie das Chaos im OP vorhin. Wir hatten soeben Schichtübergabe in der Anästhesie, daher der schier unerträgliche Trubel." Zumindest für mich ist der Trubel in der großen Aufregung untergegangen.

Nach der Aufregung während der Narkose ist jetzt ohnehin Ruhe im OP eingekehrt. Wie es scheint, können auch wir nichts weiter tun als abwarten. Permanent wandert mein Blick zur Uhr, die an der kahlen Wand gegenüber von uns hängt. 13:25 Uhr – seit dem OP-Beginn sind scheinbar erst sieben Minuten vergangen. Ernsthaft frage ich mich, ob die Uhr stehen geblieben sein könnte. An der bei Christiane aufkommenden Unruhe kann ich erkennen, dass auch ihr die Situation nicht ganz behagt. „Ist das Kind denn schon da?", fragt sie hilflos. Der Anästhesiepfleger ist sofort wieder an unserer Seite und prüft die für uns ungewisse Lage jenseits des Vorhangs. „Noch nicht ganz. Wir müssen uns noch etwas gedulden." Zum Glück hat er wohl erkannt, dass das Warten für uns unerträglich wird. Es entwickelt sich ein Gespräch darüber, wo wir herkommen und was wir beruflich machen. „Geschickt eingefädelt", denke ich erstaunt. Mitten in der Unterhaltung schaut er auf einmal Richtung OP-Feld. „Ihre Tochter ist auf der Welt und wurde soeben den Kinderärzten übergeben." Ich schaue Christiane an – auch ihr ist die Panik ins Gesicht geschrieben. Lotta ist bereits auf der Welt? Kein Lebenszeichen kam bei uns an! Wir haben sie nicht gesehen, nichts gehört! Es gab keinerlei geburtsverdächtige Regung auf der uns verborgenen Seite des OP! „Lebendig?" Endlich entkomme ich der Schockstarre. „Sehr vital!" Der Anästhesiepfleger grinst. „Da sie so klein ist, wurde sie sofort den Kinderärzten übergeben zur Erstversorgung. Leider gibt es keine Möglichkeit, Ihnen das Kind erst noch kurz zu zeigen, da die unmittelbare Versorgung derart wichtig ist." Ich greife benommen nach Christianes Hand. Lottas Weg ins Leben hatte ich mir anders vorgestellt.

Wie geht's?

Kurze Zeit später steht unsere Hebamme neben dem OP-Feld. „Die Erstversorgung ist abgeschlossen. Der Zustand Ihrer Tochter ist stabil. Wenn Sie möchten, können Sie mitkommen und sie sehen. Für Ihre Frau werde ich Bilder machen." Christiane drückt meine Hand. „Grüß die Kleine von mir!" Es fällt mir sehr schwer, sie alleine hinter mir zu lassen. Beim Aufstehen und Durchqueren des OPs gebe ich trotz der Aufregung besonders Acht darauf, nicht in Richtung OP-Feld zu schauen. Noch bevor ich Lotta erkennen kann, stelle ich fest, dass auch hinter der Bullaugen-Tür eine Vielzahl von Menschen stehen. Unter ihnen kann ich Herrn Dr. Müller-Hansen, einen der Oberärzte der Kinderintensivstation, erkennen. Und plötzlich stehe ich direkt vor meiner Tochter. Sie ist knallrot und winzig klein! Sofort bin ich Feuer und Flamme. Sie liegt eingehüllt in einer transparenten Plastikfolie, durch die ich sehr gut alle Körperteile erkennen kann. Die Augen sind geschlossen, durch den Mund führt ein Schlauch. Noch nie in meinem Leben habe ich einen so winzigen Mensch gesehen!

Kurz wende ich mich fasziniert von Lotta ab. „Wie geht es ihr?", frage ich Herrn Dr. Müller-Hansen. Er schaut mich zufrieden an. „Es gab keinerlei Komplikationen. Sie macht ihre Sache sehr gut. Momentan sind wir zufrieden mit ihrem Zustand. Den Tubus, d.h. die Sonde zur Beatmung, haben wir über den Mund intubiert. Sie hat einen leichten Film auf der Haut, den wir uns noch nicht erklären können. Es gilt zu untersuchen, ob es sich um eine leichte Infektion handelt. Wir werden sie jetzt auf die Intensivstation mitnehmen, um sie noch besser versorgen und überwachen zu können. Wenn Sie möchten, können Sie in drei Stunden vorbeikommen, dann ist die vollständige Erstversorgung abgeschlossen.“ Noch immer kann ich meinen Blick nicht von Lotta abwenden. Noch nie in meinem Leben habe ich ein so hilfloses Wesen gesehen. „Meine Tochter“, denke ich fasziniert. Wehmütig muss ich zusehen, wie die Kinderärzte Lotta vorsichtig in einen Inkubator legen und versorgen. Als unsere Hebamme Bilder von Lotta gemacht hat, kommt sie mit einem kleinen gelben Buch auf mich zu. „Dies ist das Untersuchungsheft Ihrer Tochter. Haben Sie denn schon einen Namen für sie? Wenn ja können wir ihn direkt eintragen.“ Stolz lache ich sie an. „Lotta Emilia heißt sie.“ Glücklich schaue ich zu, wie sie den Name auf die Vorderseite schreibt. „Herzlich Willkommen bei uns und alles Gute Lotta Emilia! Wir sind so froh, Dich lebend und gesund bei uns zu haben!“

Überglücklich gehe ich zurück zu Christiane. Als sie mich ankommen sieht, fängt auch sie an zu lachen. Aufgeregt erzähle ich von unserer winzigen Lotta, der aktuellen Einschätzung von Herrn Dr. Müller-Hansen und der Eintragung ihres Namens. Während wir auch ohne Kind im Arm zumindest ein wenig im Elternglück schwelgen, wird am OP-Feld beiläufig und leise über den Sommerurlaub in Sardinien diskutiert. Urlaub – meine Stimmung bekommt ein Tief. Eigentlich wollten wir nach dem Termin letzten Mittwoch gemeinsam mit Lotta eine Woche in den Urlaub fahren. „Nichts ist weiter weg als das“, denke ich verzweifelt.

Endlich ist es soweit – die Operation ist beendet. Als das OP-Feld abgebaut ist, heben wir Christiane zusammen auf ihr Krankenbett. Wir sind beide froh, den OP-Saal wieder verlassen zu können. Endlich sind wir wieder im Geburtszimmer angekommen. Nach der Geburt und trotzdem ganz ohne Kind! Kurz nachdem wir uns im Geburtszimmer wieder eingefunden haben, bringt Christianes Hebamme zwei ausgedruckte DIN A4 Bilder von Lotta vorbei. Die Bilder sind farbig und wunderschön. Durch den Ausdruck in diesem Format erscheint auch Lotta riesengroß. Christiane ist zu Tränen gerührt. Beim Betrachten der Bilder versuchen wir die einzelnen Charakterzüge von Lotta zuzuordnen. „Herzlichen Glückwunsch zu Ihrer Tochter!“ Der Anästhesiepfleger steht neben uns und schaut Christiane prüfend an. Wir bedanken uns glücklich für die so wichtige Betreuung. Im Gehen hält er inne und dreht sich nochmals kurz um: „Wenn Sie in den nächsten Tagen oder Wochen psychologische oder christliche Unterstützung benötigen, haben wir in der Klinik sehr gute Ansprechpartner. Es ist auch möglich Nottaufen auf der Intensivstation vorzunehmen, falls dies für Sie ein Anliegen ist.“ Als er den Raum verlassen hat, schauen Christiane und ich uns ungläubig an. „Nottaufe?“ Christiane ist zutiefst empört. „Wir haben seit nicht einmal einer Stunde eine Tochter, der es doch den Umständen entsprechend gut geht!“ Zum Beweis hält sie wieder freudestrahlend eines der Bilder in die Höhe. „Jetzt würde ich gerne telefonieren und den neuen Großeltern von unserer Lotta erzählen. Und Hunger habe ich auch nach der anstrengenden OP."

Als Christiane mit ihrem Telefon ausgestattet ist, ergreife ich nach dem Umziehen die Gelegenheit und versuche im Vorhof der Klinik etwas zur Ruhe zu kommen. Nach der langen Zeit im sterilen OP bauen mich die warmen Sonnenstrahlen auf. Langsam wandern meine Gedanken zurück zu Lottas Geburt. In meinen Vorstellungen hatte ich schon immer ein konkretes Bild einer Geburt – zumindest von dessen Ende. Das Bild bestand aus einem schreienden Kind auf dem Bauch einer völlig entkräfteten, aber glücklichen Mutter. Die Stimmung war hoch emotional, die Atmosphäre rosarot. Nach der Geburt folgten Telefonanrufe bei Freunden und überglückliche Besuche von den frisch gebackenen Großeltern. Auf die Geburt von gerade eben, die mir wie ein schlechter Film vorkommt, trifft dieses Bild so gar nicht zu. Trotz der unendlichen Freude, Lotta kennen lernen zu dürfen, fühle ich mich wie in einem rasant ablaufenden Drama. Erwartet wird von mir ganz offensichtlich, die Rolle eines Hauptdarstellers zu übernehmen. Im Drehbuch jedoch finde ich mich allenfalls als Statist wieder. Schlimmer noch – als handlungsunfähiger Hauptdarsteller sind mir weder die Anzahl an Akten noch der Ausgang des Dramas bekannt. Als absoluter Planungsfanatiker ist diese Gesamtsituation für mich – und für Christiane in gleichem Maße – bereits im „normalen" Leben unerträglich. Wir lieben es beide, aktiv zu gestalten, Verantwortung zu übernehmen und Dinge zu organisieren. Die Welt, in der wir uns hier bewegen, ist dazu gänzlich konträr. In die laufenden Ereignisse um uns herum können wir weder eingreifen noch können wir diese aktiv unterstützen. Die Welt um uns herum gestaltet die Filmgeschichte. Wir dagegen werden durch eine reißende Strömung unwissend und unvorbereitet von einem wirbelnden Strudel in den nächsten gerissen. Unsere Rolle besteht im Wesentlichen darin, den Hindernissen auszuweichen – sofern es hierfür nicht bereits zu spät ist. Zudem müssen wir natürlich jederzeit im nächsten freien Fall optimal und schnell reagieren, um später nicht am Boden zerstört zu sein.

Auch momentan befinden wieder uns wieder im freien Fall. Als frisch gebackene Eltern haben wir eine Fürsorgepflicht Lotta gegenüber. Ob unsere Tochter allerdings noch am Leben ist, wie es ihr geht und wie es wirklich um sie steht, ist uns gänzlich unbekannt! Dabei ist sie der momentan wichtigste Mensch in unserem gemeinsamen Leben! Zweifelsfrei ist dies schon für mich eine schier unerträgliche Situation. Nicht annähernd kann ich mich aber in Christianes Lage versetzen, die mit Lotta bisher fest verbunden war. Betäubt, außerhalb ihres Blickfelds und ohne bewusste Sinneswahrnehmung wurde Lotta ihr entrissen, sang- und klanglos fremden Personen übergeben. Sicherlich steht für uns beide zweifelsfrei fest, dass eben diese Personen eine herausragende Leistung für Lotta erbringen, dass sie alles für unsere momentan hilflose Lotta tun, um ihr einen Weg ins Leben zu ermöglichen. Trotzdem ist der Ablauf für uns extrem schwierig zu verarbeiten.

Auf dem gesamten Weg bis hierher, und insbesondere auch heute, habe ich permanent Christianes Durchhaltevermögen bewundert. Die für sie insbesondere in Ausnahmesituationen nicht selbstverständliche bedingungslose emotionale Stärke ist beachtlich. In noch höherem Maße als ich steht sie Lotta nahe. Seit dem schlimmsten Abend unseres Lebens – dem Abend nach der ersten katastrophalen Diagnose – hat sie sich für Lotta und damit für uns aufgeopfert! Auch mein Leben ist seitdem von traurigen Emotionen regelrecht überflutet. Wir hätten damals an der Situation eigentlich verzweifeln und in einen endlosen Abgrund stürzen müssen. Es war mir als Kopfmensch aber von Anfang an trotz der endlosen Trauer bewusst, dass wir Lotta nur helfen können, indem wir gemeinsam für sie kämpfen und uns nicht selbst aufgeben, indem wir für sie in dieser prekären Phase bedingungslos da sind. Für Christiane, als Lottas einzige direkte Bezugsperson, war die praktische Umsetzung zweifelsfrei noch schwieriger, insbesondere in diesem reißenden Gefühlsstrudel. Ganz nahe war sie bis vor wenigen Minuten an Lotta dran. Jede Entscheidung fällt somit noch schwerer. Genau betrachtet muss jede Entscheidung, die wir treffen, ohnehin mindestens doppelt getroffen werden. Erst jeder für sich selbst, dann gemeinsam. Bei den vielen Entscheidungen im Grenzbereich menschlicher Würde und Tragbarkeit ist dies eine immense Belastung. Wie lange wird jeder einzelne von uns dieser Belastung, diesem immensen Druck standhalten? Wie lange werden wir dieser Situation als Paar sicher standhalten können, ohne uns selbst zu verlieren? Welche extremen Entscheidungen werden auf dem weiteren kritischen Lebensweg von Lotta noch auf uns zukommen?

Dennoch, davon bin ich felsenfest überzeugt, stehen wir voll und ganz hinter den Entscheidungen, die wir getroffen haben. Unsere Überzeugung ist, dass Lotta ein Recht auf Leben hat. Die

Aufgabe ist somit, ihr hierfür alle nur erdenkliche Unterstützung zukommen zu lassen. Bedingungslos! Allerdings nur so lange, wie wir dies mit unserem Gewissen vereinbaren können und so lange dies aus medizinischer Sicht der Ärzte kein dauerhaftes Leiden für Lotta bedeutet. Ohne Einschränkung werden wir für sie sorgen und uns um sie kümmern – ganz unabhängig davon, ob sie diese extrem kritische Zeit vollkommen gesund überstehen wird oder bleibende Schäden auftreten werden. Denn trotz allen Umständen sind wir überglücklich, Lotta bei uns zu haben. Jede einzelne Sekunde mit ihr wird für uns eine der kostbarsten Sekunden auf dieser Welt sein!

Langsam erhebe ich mich von meinem sonnigen Platz und gehe Richtung Eingang zurück. Beim Betreten des Geburtszimmers stelle ich überrascht fest, dass wir mittlerweile mit einem späten Mittagessen versorgt wurden. Beim Essen berichtet Christiane von ihren Telefonaten und den Glückwünschen. Währenddessen kommt unsere Hebamme vorbei, um den Zustand von Christiane zu überprüfen. Christiane deutet auf Lottas Bild: „Wissen Sie etwas Neues von unserer Tochter? Wir haben seit der Geburt nichts mehr gehört." Sie wirkt überrascht. „Hat man Sie denn nicht informiert? Lotta hat sich gut auf der Neo eingelebt. Ihr Zustand ist bisher stabil. Sie wiegt 360 Gramm und ist ganze 25 cm groß. Da die ersten Versorgungen beendet sind, können Sie gerne bei ihr vorbeischauen." Christiane schaut enttäuscht. „360 Gramm – wir hatten heute früh bei der letzten Vermessung noch gehofft, es würden 390 Gramm sein." Auch ich hatte insgeheim gehofft, dass das tatsächliche Gewicht vielleicht doch über 400 Gramm betragen würde. Trotzdem muss ich auch an die Aussage von Herrn Dr. Goelz denken, dass bei Frühchen der Reifeprozess deutlich wichtiger als das Gewicht ist.

Tigerente

Nachdem wir fertig gegessen haben, gehe ich wie vereinbart zu Lotta auf die Neo. Es fällt mir schwer, den ersten Besuch ohne Christiane machen zu müssen. So ist unsere neue kleine Familie nicht komplett. Unmittelbar nach meiner Anmeldung an der Sprechanlage vor der Intensivstation öffnet sich die Tür. Vor mir liegt der scheinbar endlos lange Gang zur Intensivstation. Zügig mache ich mich auf den Weg, ganz ohne zu wissen, was mich konkret erwartet. Zumindest die Räumlichkeiten und Einrichtung habe ich noch von unserem ersten Besuch in Erinnerung. Dies gibt mir deutlich mehr Sicherheit. Vor dem Sprechzimmer werde ich bereits von einer jungen Frau erwartet. Sie stellt sich mir als die für Lotta zuständige Kinderkrankenschwester vor. Gemeinsam gehen wir zu Lotta. Ihr Zimmer liegt direkt gegenüber des Sprechzimmers. Die Tür steht offen. Auf der gegenüberliegenden Seite des Zimmers gibt es vier große Fenster, die den geräumigen Raum angenehm hell erscheinen lassen. Offensichtlich sind insgesamt drei Kinder untergebracht. Rechts und in der Mitte kann ich zwei kleine Kinder auf normalen Betten ohne Abdeckung erkennen. Links steht ein Inkubator, in dem Lotta liegen muss. Der Inkubator ist mit einer Wärmehaube abgedeckt. Dahinter befinden sich zwei große Kontrollmonitore. Um die Monitore herum sind jede Menge Apparaturen, Schläuche und Kabel angeordnet. Als ich direkt vor der massiven Technikwand stehe, wird mir mulmig. Ein Leben von Lotta inmitten der gesamten Technik ist für mich nur schwer vorstellbar! Beim Öffnen der Wärmedecke fällt mir sofort das bunte Janosch-Schild am rechten Rand des Inkubators auf. Stolz lese ich die Daten: „Lotta Emilia Landsfried, 360gr, Schwangerschaftswoche 25+1“. Durch die leicht beschlagenen Scheiben ist Lotta klar zu erkennen. Sie liegt auf dem Rücken in der Mitte des Inkubators, der mir auf einmal gigantisch groß vorkommt. Plötzlich begreife ich, dass alle existierenden Kinderartikel, die wir gesehen haben, wirklich zu groß sind! Um Lotta herum liegen überall Kabel und Schläuche, deren Anfang und Ende ich nicht erkennen kann. Der Sauerstoffschlauch ist nach wie vor durch den Mund gelegt und mit einem kleinen Pflasterstreifen fixiert. Ihre Augen sind, wie auch kurz nach der Geburt, geschlossen. Am linken Fuß trägt Lotta eine Bandage, welche hellrot leuchtet. Die Blutdruck-Manschette bedeckt trotz der extrem kleinen Ausführung den halben linken Arm. Sie ist mit zahlreichen Kindermotiven bedruckt. Ganz oben ist eine kleine Tigerente erkennbar.

Hilflos stehe ich neben dem Inkubator und schaue durch die Scheiben auf meine Tochter hinunter. Ich versuche verzweifelt, eine Beziehung zu Lotta aufzubauen. Ein Kind, das ich bereits jetzt unendlich liebe, aber noch nie berührt habe. Ein Kind, das auf mich angewiesen ist, dem ich aber nicht wirklich helfen kann! Klar kann ich wahrnehmen, wie sie atmet, wie sich die kleinen Arme bewegen. Immer wieder strampelt sie leicht mit den Beinen. Trotzdem kommt mir Lottas Leben innerhalb dieser Technikfront extrem zerbrechlich vor. Die Technikfront, die ich noch nicht annähern verstehen kann und die mir unheimlich ist. „Eine vollkommen unwirkliche Situation“, denke ich. Lotta, die noch bis vor wenigen Stunden in Christianes Bauch gut behütet und sicher aufgehoben war und dort viel Platz hatte, um sich zu bewegen. Jetzt liegt sie alleine in einem riesigen Inkubator – ohne vertrauten Körperkontakt, ohne die bisher vertraute Eigenständigkeit in ihrer Fruchtblase.

Als meine Hände desinfiziert sind, öffne ich vorsichtig eine der beiden Türen an der Seite des Inkubators. Leise und ruhig spreche ich mit Lotta. Ich erzähle ihr, wer ich bin. Wo sie ist. Wie stolz wir darauf sind, dass sie bei uns ist. Dass sie am Leben ist. Wie wichtig sie bereits jetzt für uns ist. „Durchhalten Lotta, wir sind immer für Dich da“, versuche ich ihr glaubhaft zu versichern. Wie es mir Lottas Krankenschwester vorhin gezeigt hat, greife ich ganz vorsichtig in den Inkubator, nehme Lottas Hand mit dem Zeigefinger. Plötzlich merke ich ganz deutlich, dass sie wirklich da ist, dass sie meinen Druck kräftig erwidert. Unbändige Freude steigt in mir auf – das erste direkte Lebenszeichen von Lotta! Der greifbare Beweis, dass sie tatsächlich lebt und selbstbestimmt reagieren kann. Vorsichtig öffne ich ihre winzigen Finger. Deutlich kann ich alle Finger und Gelenke erkennen. Sie lassen sich alle sehr einfach bewegen. Ich lege den Zeigefinger in Lottas Hand. Ihre Finger umfassen jetzt einen kleinen Teil der Fingerkuppe meines Zeigefingers. Und wieder – ein ganz klarer Gegendruck von ihr! Ein winziger Mensch ganz groß. „Sie hat ganz schön viel Kraft für ihre Größe“, denke ich gleich bei ihrem ersten Drücken. Am liebsten würde ich sie aus dem Inkubator nehmen. Sie an mich drücken. Sie nie wieder loslassen. Ich kann nicht mehr aufhören zu staunen und zu schauen. Lotta zu berühren.

Noch nie zuvor war ich derart überwältigt vom Leben um mich herum. Dabei bin ich so fasziniert von meiner Tochter, dass ich nicht merke, wie eine weiß gekleidete Frau auf der anderen Seite des Inkubators steht. Erst als sie mich anspricht und sich als Kinderärztin vorstellt, nehme ich sie wahr. „Lotta Zustand ist erfreulicherweise stabil. Wir können hieran aber noch nichts ableiten“, fügt sie gleich hinzu, nachdem ich erfreut gelächelt habe. „Normalerweise sind Frühchen am Tag der Geburt sehr stabil, was sich am zweiten Tag teilweise ändert. Bei Lotta haben wir aktuell keinen Grund zur Unruhe, wir können aber nur von Stunde zu Stunde denken. Dies sollten auch Sie sich angewöhnen. Denken Sie nur von Stunde zu Stunde, von Tag zu Tag. Sie können auch davon ausgehen, dass Lotta in den nächsten zwei Tagen durch die Umstellung nach der Geburt noch etwas abnehmen wird.“ Erschrocken wandert mein Blick zu Lotta hinunter. Abnehmen ist doch gar nicht mehr möglich bei dem Gewicht!

Nachdem ich kurz Bilder von Lotta, dem Inkubator und insbesondere ihrem Namensschild gemacht habe und mich von Lotta verabschiedet habe, folge ich der Ärztin in einen Nebenraum. Es folgt der erste Papierkrieg. Entschuldigend schaut sie mich an. „Wir halten die Bürokratie soweit möglich fern von Ihnen, müssen aber leider immer wieder mit Formularen und Anträgen auf Sie zukommen. Insbesondere in der Anfangsphase wird es sich dabei aber nur um das absolut Notwendige handeln!“ Momentan stehen zwei Formulare auf dem Plan. Im ersten Formular trage ich unsere Kontaktdaten inklusive Handynummern ein. Beim zweiten Formular sind weitergehende Informationen über Christiane und mich einzutragen. Aktuelle und auskurierte Krankheiten, schwerwiegende Krankheiten in der Familie. Unsere Größen und Gewichte. Angewohnheiten wie Alkohol- oder Drogenkonsum. Als alles ausgefüllt ist, sehe ich ein weiteres Formular sowie eine Broschüre auf dem Tisch liegen. „Eine letzte Bitte hätte ich noch.“ Plötzlich spüre ich die permanente Anspannung und meine Müdigkeit ganz deutlich. Leicht benebelt höre ich die Ärztin sprechen. „Da wir hier an einer Uniklinik sind, werden wir ab und zu mit Studien auf Sie zukommen. Bitte sagen Sie es uns jederzeit ganz offen, wenn es Ihnen zu viel wird und Sie keine weiteren Studien angeboten bekommen wollen. Wir sind bestrebt, Sie möglichst selten mit diesen Themen zu konfrontieren.“ Sie erklärt mir, dass Studien dazu benötigt werden, die Entwicklung und den Umgang mit Frühchen zu untersuchen, ohne ihnen zu schaden. Ohne frühere Studien könnte Lotta heute nicht so gut behandelt werden. Da es bei Frühchen kein Massenmarkt gibt, wird von großen Pharmakonzernen sehr wenig in Forschung investiert. Die Unikliniken sind daher auf eine eigenständige Forschung angewiesen. Die Ärztin stellt mir Inhalt und Hintergrund der Studie kurz vor. Sofern wir einverstanden sind, muss in den ersten 24 Stunden mit der Studie begonnen werden. Ich sichere ihr zu, dass wir uns bis morgen entscheiden und verschiebe eine weitere Auseinandersetzung mit dem Thema auf morgen Vormittag.

Kurz schaue ich noch bei Lotta vorbei. Wir wollen unbedingt ihre kleine Kinderspieluhr desinfizieren lassen und als Glücksbringer in den Inkubator legen. „Kinder reagieren bei diesen Dingen sehr intensiv auf Gerüche, welche trotz der Desinfektion weiterhin wahrnehmbar sind“, wurde uns bereits bei der ersten

Besichtigung der Intensivstation erklärt. Mit dem Vorsatz den leeren Inkubator mit persönlichen Dingen zu füllen, mache ich mich auf den Rückweg in den Kreißsaal. Beim Betreten des Geburtszimmers schaut mich Christiane schockiert an. Erst jetzt fällt mir auf, dass ich einen extrem deprimierten Eindruck zu machen scheine. Glücklicherweise kann ich die Situation schnell aufklären. Bei der Erinnerung an meine Erlebnisse mit Lotta bin ich wieder Feuer und Flamme. Aufgeregt erzähle ich Christiane von Lotta, ihrer neuen vorübergehenden Heimat, ihrem Händedruck. Christiane weint vor Freude, als ich ihr die Bilder zeige. Endlich weiß sie, wie es Lotta geht! Wir beschließen, gegen später auf alle Fälle zusammen bei Lotta vorbeizugehen. Während ich Christiane von meinem Arztgespräch erzähle, kommt ihre Hebamme zur Tür herein. Es folgt eine kurze Routinekontrolle. Da Christiane sich gut erholt hat, können wir den Kreißsaal verlassen und wieder auf Station gehen. Glücklich packen wir unsere Sachen und schieben Christiane im Krankenbett gemeinsam auf Station. Dort angekommen, haben wir Christianes Zimmernachbarin beim Abendessen viel vom heutigen Tag zu erzählen.

Um 19:30 Uhr beschließen wir, unseren Besuch bei Lotta in die Tat umzusetzen. Nachdem ein Rollstuhl organisiert ist, setzen wir Christiane vorsichtig vom Bett in den Rollstuhl um. Dies gestaltet sich schwierig, da die OP erst wenige Stunden her ist und die Schmerzen noch immens sind. Christiane lässt sich nicht abbringen. „Es hilft nichts, ich muss zu Lotta – koste es, was es wolle!“ Gesagt, getan. Kurze Zeit später stehen wir vor der verschlossenen Türe der Neo und bitten erneut um Einlass. Der Weg ist dieses Mal deutlich angenehmer, trotzdem habe ich wieder ein flaues Gefühl. Bereits jetzt macht sich eine Abneigung gegen diesen langen, schmalen Gang zur Intensivstation breit. Was wird uns dieses Mal erwarten? Auf was müssen wir uns einstellen? Erneut muss ich an das Drama mit fehlendem Drehbuch denken – befinden wir uns in einer seichten Strömung oder bereits im Strudel kurz vor dem nächsten freien Fall?

Am Inkubator von Lotta treffen wir ihre Krankenschwester an. Glücklicherweise gibt es keine Neuigkeiten, der Zustand ist weiterhin unverändert gut. Da Christiane vom Rollstuhl aus nichts sehen kann, wird der Inkubator gesenkt. Entgegen meiner eigentlichen Erwartung ist Christiane zutiefst geschockt, als sie Lotta sieht. „Oh Gott, ist sie winzig!", sprudelt es aus ihr heraus. „Auf den Fotos habe ich sie deutlich größer wahrgenommen." Trotzdem ist auch Christiane hin und weg von Lotta. Von ihrem Platz aus hat sie ebenfalls die Möglichkeit in den Inkubator zu fassen. Während Christiane ihre Hände desinfiziert und ich die Türe öffne, nehme ich bereits wahr, wie Lotta schlagartig unruhig wird. Arme und Beine bewegen sich rege, sie wackelt mit dem Kopf. Gemeinsam schauen wir Lotta zu, während Christiane mit ihr spricht. Deutlich kann ich erkennen, dass das Sprechen und das Berühren von Lotta sie zutiefst bewegt. Immer wieder streichelt sie Lotta über den Arm, erzählt von dem heutigen anstrengenden, aber glücklichen Tag. Trotz der überwältigenden Freude ist die Anstrengung für Christiane deutlich erkennbar.

Von der Krankenschwester lassen wir uns Lottas neue Welt erklären. Als Frühchen hat sie eine sehr empfindliche Haut, die nicht an die normale Umgebungsluft gewöhnt ist. Im Inkubator herrscht daher eine extrem hohe Luftfeuchtigkeit. Die sehr dünne und empfindliche Haut ist extrem anfällig für Druckstellen und Risse, weshalb Lotta immer wieder umgelagert wird. Zudem müssen alle Messgeräte regelmäßig an unterschiedlichen Stellen angebracht werden. Die Beatmung ist nach wie vor über den kleinsten verfügbaren Schlauch durch den Mund intubiert. Permanent wird der Blutdruck über die Manschette mit Tigerentenaufdruck überwacht, die momentan am Oberarm angebracht ist. Außerdem sitzt eine rot leuchtende Manschette am Fuß, die die Sauerstoffsättigung im Blut misst. Dieser Wert ist elementar wichtig für die Regulierung der Beatmung, die anfangs noch stark angepasst werden muss. Dazu kann der Sauerstoffgehalt der Luft angepasst werden, wenn die Sauerstoffsättigung schwankt. Über einen Nabelkatheter erhält Lotta Infusionen mit allen notwendigen Nährstoffen. Auch Medikamente können über diesen Zugang verabreicht werden. Da der Nabelkatheter direkt nach der Geburt gelegt wurde, verursacht er keine Schmerzen und soll daher möglichst lange verwendet werden. Bei der Einweisung fällt mir wieder einmal auf, mit welcher Liebe und Umsicht Lotta auf der Intensivstation behandelt wird. Es ist sehr wichtig zu erleben, dass alle Mitarbeiter sie trotz ihrer winzigen Größe als Mensch behandeln und nicht als Problemfall. Als Eltern werden wir detailliert in die medizinischen Prozesse und Maßnahmen eingebunden, was uns die Angst vor der scheinbar übermächtigen Technik etwas nimmt. Nachdem wir uns von Lotta verabschiedet haben, sind wir auf dem Rückweg auf die Station. Christiane ist sichtlich erleichtert, als sie wieder in ihrem Bett liegt.

Nach dem Verlassen der Klinik erledige ich noch ein paar kurze Telefonate. Der Kontakt zur Außenwelt ist immens wichtig, in dieser Situation aber auch nicht immer einfach. Neben dem Auffassen und Bewältigen der „internen“ Situation in der Klinik haben wir uns vorgenommen, soweit möglich, auch unseren engeren Familien- und Freundeskreis einzubeziehen. Dabei ist es wichtig, jeden Zuhörer immer richtig ins Geschehen einzubinden, da es für Außenstehende sonst unmöglich ist, unsere momentane Welt nachvollziehen zu können. Wichtig ist für mich ein bewusster Umgang mit den Telefonaten geworden. Dazu gehört auch ein Telefonat zu beenden, wenn dieses mich zu sehr beansprucht. Trotz allem tut das Erzählen und Gehörtwerden gut.

Am Ende dieses ereignisreichen Tages fühle ich mich jetzt vollkommen erschlagen. Zweifelsfrei hat es sich heute um eine emotionale und mentale Reizüberflutung gehandelt. Bei meiner Visite bei Lotta kurz vor dem Verlassen der Klinik gab es keine Neuigkeiten. Der Zustand war stabil, der erste Tag damit erfolgreich geschafft. Jeder weitere Tag wird uns deutlich mehr Sicherheit geben. Trotzdem muss ich immer wieder an die mahnenden Worte der Kinderärztin denken: „Denken Sie von Stunde zu Stunde, von Tag zu Tag.“ Eine geradezu buddhistische Lebensweisheit, welche unserer westlichen Kultur so gar nicht entspricht. Ein Leben im Augenblick. Nicht an morgen denken. Eine Tugend, die mich das ganze Leben bereits umtreibt, die ich aber noch nie konsequent umsetzen konnte. Den heutigen Tag über habe ich Stück für Stück eine Vorahnung davon bekommen, was in den nächsten Stunden, Tagen, Wochen und Monaten auf uns zukommen wird. In unserer Unwissenheit gingen wir davon aus, dass das größte Risiko, die größte Angst mit einer gut überstandenen Geburt beendet sein würden, wenn Lotta nach der Geburt endlich stabil und gesund wäre.

Durch die vielen Eindrücke heute hat sich mein Bild vollständig gewandelt. Trotz der unbändigen Freude über Lotta und den unvergesslichen Momenten mit ihr heute Nachmittag nehme ich deutlich wahr, dass meine Anspannung und die Panik um Lotta seit der Geburt immens gestiegen sind: die Angst vor der ungewissen Situation, der scheinbar ewige ungewisse Leidensweg zur Intensivstation, die Furcht, dass das Telefon klingelt und ein Notfall bei Lotta gemeldet wird. Egal wie man es dreht und wendet – wir sind erneut zu Statisten degradiert worden, nehmen erneut die Rolle der Reagierenden ein! Und müssen bereits jetzt das können, was den meisten Eltern schwerfällt: Loslassen, das Kind selbst agieren lassen, es nicht bemuttern, sondern es unterstützen. Dies haben wir bereits bewusst letzte Woche mit der Entscheidung zur Lungenreifung vorbereitet. Lotta soll alle nur erdenklichen Hilfestellungen erhalten – so lange es für uns vertretbar ist. Annehmen muss sie diese Hilfen jedoch selbst. In der Theorie haben wir diese Einstellung bereits verinnerlicht. Jetzt geht es aber an die harte praktische Umsetzung. Ein hilfloses, winziges Baby über die Grenze des Inkubators hinweg nur zu unterstützen, und nicht wie in der „normalen Welt“ permanent zu versorgen. Praktisch gesehen war dies bei einem Baby eine fast unmögliche Verhaltensweise. Leider gab es in unserem momentanen Leben aber keinerlei Alternativen dazu!

Achterbahn im Dunkeln

„Ihre Tochter war heute Nacht sehr unruhig und nicht ganz einfach zu betreuen." Mein Atem gerät ins Stocken. Verunsichert nehme ich die Worte von Lottas Krankenschwester auf, die ich gerade angerufen habe, um mich nach ihr zu erkundigen. Nach einer kurzen Pause fährt sie fort: „Dies ist aber in der ersten Nacht vollkommen normal. Für die Kleinen ist es nicht einfach, sich auf die vollkommen neue Situation einzustellen. Aus medizinischer Sicht ist Lotta erfreulicherweise unauffällig und macht ihre Sache gut – wenn man ihre Situation nach der Geburt betrachtet. Wir haben die Temperatur im Inkubator etwas erhöht, da sie nach der langen Zeit im Mutterbauch gefroren hat." Erleichtert atme ich tief ein, nachdem das Gespräch beendet ist. Die erste Nacht hätten wir unbeschadet überstanden! Auch für mich war es eine vollkommen neue Situation. Bisher konnte ich als Außenstehender wenigstens über Christiane unmittelbar erfahren, wie sie sich fühlte und wie es Lotta ging. Mittlerweile konnte niemand von uns mehr einschätzen, wie es Lotta wirklich ging, wenn wir nicht anwesend waren. Von der einen auf die andere Minute konnte es in diesem instabilen Stadium zu lebensgefährlichen Veränderungen kommen. Auch das Risiko einer Hirnblutung war immens, da die vielen winzigen Adern im Gehirn noch nicht stabil genug waren.

Trotzdem hatte man uns klar dazu geraten, nicht die gesamte Zeit bei Lotta zu verbringen. „Teilen Sie sich Ihre Kräfte ein und nehmen Sie sich auch gezielt Auszeiten“, hatte uns Lottas Krankenschwester gestern Abend noch mit auf den Weg gegeben. „Sie können uns jederzeit anrufen, um sich nach Ihrer Tochter zu erkundigen. Auch mitten in der Nacht! Mit Ausnahme von zwei Stunden am Tag, in denen bei uns Visite und Schichtübergabe stattfinden, steht Ihnen die Station zudem jederzeit offen. Sollte es unerwartete Probleme oder Schwierigkeiten geben, melden wir uns auf alle Fälle telefonisch bei Ihnen.“ Erleichtert hatten Christiane und ich uns angesehen. Die Gewissheit, jederzeit bei Lotta vorbeischauen zu können, war mehr als beruhigend. Sollte uns eine der unberechenbaren Wellen der Verzweiflung unvermittelt treffen, konnten wir jederzeit – auch mitten in der Nacht – nach Lotta sehen. Trotz der fast durchgehenden Besucherzeiten nahmen wir uns aber vor, nachts nicht ohne triftigen Grund zu Lotta zu gehen. Nicht nur Lotta, sondern auch wir brauchten dringend Auszeiten. Ob die praktische Umsetzbarkeit dieses Vorsatzes gelingen würde, war uns allerdings beiden nicht klar.

Bei meiner Ankunft in der Uniklinik macht Christiane einen guten Eindruck. Die ruhige Nacht ohne CTG scheint ihr gut getan zu haben. Nachdem ich von meinem Telefonat mit der Intensivstation heute Morgen erzählt habe, nehmen wir uns Zeit, um die Studie durchzusprechen. Christiane hat durch ihren medizinischen Hintergrund eine klare Vorstellung vom Umgang mit Studien. „Ohne die vielen bisherigen Studien wäre Lotta mit ihrem extrem geringen Gewicht überhaupt nicht da.“ Sie überlegt kurz. „Wir sollten auf alle Fälle Studien unterstützen so lange sie Lotta nicht schaden, sie nicht stressen und die Anzahl nicht überhandnimmt. Keinesfalls möchte ich aber, dass Lotta im Rahmen der Studien im aktuellen Stadium Blut entnommen wird." So detailliert hatte ich mir über das Thema bisher keine Gedanken gemacht. Wieder einmal fällt mir der Vorteil auf, dass wir beide aus vollkommen unterschiedlichen beruflichen Richtungen stammen. Christiane kann sich von den vielen medizinischen Themen ein deutlich besseres Bild machen, während ich bei allen Zusammenhängen erst einmal ein grundlegendes Verständnis aufbauen muss. Nach einer detaillierten Prüfung der Unterlagen und einer weiteren Diskussion ist der Beschluss klar: Die aktuelle Studie wird unterstützt. Umgehend ist die Einverständniserklärung ausgefüllt und unterschrieben. Als alles fertig ist, machen wir uns auf den Weg zur Intensivstation. Wie auch gestern kommt wieder der Rollstuhl zum Einsatz, wobei Christiane bereits langsam selbstständig aufstehen und wenige Schritte laufen kann. Auf der Neo ist die ruhige Atmosphäre vom letzten Besuch heute Nacht Vergangenheit.

Am Inkubator von Lotta treffen wir auf Herrn Dr. Goelz sowie einen Assistenzarzt. Wie bereits aus dem Telefongespräch von heute Morgen bekannt ist, war die Nacht auch laut Herrn Dr. Goelz ohne besondere Vorfälle verlaufen. „Was uns aber aktuell Sorgen macht, ist die Verdauung. Wir müssen diese in Gang bringen, was bei Frühchen immer einer der Knackpunkte ist. Die Kleinen haben das Mekonium – auch bekannt als Kindspech – noch nicht ausgeschieden. Der Darm ist eigentlich auch noch nicht dafür ausgelegt dieses auszuscheiden. Allerdings kann die Verdauung nur durch eine Ausscheidung richtig in Gang kommen.

Ein Thema, das uns bei allen extremen Frühchen teilweise wochenlang beschäftigt." Er schaut in seine Unterlagen. „Die Sauerstoffversorgung ist mittlerweile gut eingestellt. Allerdings hat sich der Verdacht von gestern bestätigt. Lotta hat eine Infektion! Eine erste Untersuchung hat ergeben, dass es sich nicht um eine für Frühchen extrem bedrohliche Infektion handelt. Genaue Untersuchungsergebnisse werden erst morgen vorliegen. Die Behandlung der Infektion mit einem Antibiotikum scheint dagegen bisher gut anzuschlagen." Beim Wort Antibiotikum zucke ich zusammen. Bereits jetzt musste unsere winzige Lotta mit Antibiotikum behandelt werden! Wir besprechen mit Herrn Dr. Goelz kurz das weitere Vorgehen bezüglich der Studien.

Trotz der vielen neuen Probleme gilt unser Hauptaugenmerk erst einmal voll und ganz Lotta. Christiane stellt erfreut fest, dass sowohl Lottas Spieluhr als auch ihr Halstuch, das ich gestern Abend noch mitgenommen habe, bereits im Inkubator liegen. Langsam sieht der Inkubator etwas individueller aus. Während sie Lotta begrüßt, mache ich Bilder von den beiden. Wie bereits gestern reagiert Lotta auf Christianes Stimme und die Berührung sehr intensiv. Es gelingt mir sogar, durch die Scheiben ein paar kurze Videos zu drehen. Endlich ist die Familie wieder vereint zusammen, wenn auch räumlich durch den Inkubator getrennt.

„Sie müssen die Eltern von Lotta sein." Gänzlich gefesselt von unserer Tochter haben wir nicht bemerkt, dass eine Frau hinter uns steht. „Mein Name ist Peters. Ich bin vom psychosozialen Dienst und betreue auch die Neonatologie an der Uniklinik. Da insbesondere die erste Zeit mit einem Frühchen für Eltern erfahrungsgemäß sehr turbulent ist, biete ich immer ein kurzes Erstgespräch an, damit Sie bei Fragen oder Problemen wissen, dass Sie auf mich zukommen können." Lächelnd schaut uns Frau Peters an. Bereits während ihrer ersten einleitenden Worte war ich erleichtert. Insbesondere in der für uns aktuell aufreibenden Situation bin ich über die angebotene Hilfe mehr als glücklich. Auch Christiane scheint es so zu gehen. In aller Ruhe verabschieden wir uns von Lotta und gehen zusammen mit Frau Peters in ein Besprechungszimmer außerhalb der Intensivstation.

Es tut gut, mit ihr sprechen zu können. Da sie, wie auch wir, nicht in die medizinischen Abläufe direkt eingebunden ist, nimmt sie die Welt der Intensivstation ebenfalls als Außenstehende wahr. Neben unserer aktuellen Situation sprechen wir über anstehende Themen, die organisiert werden müssen. Wichtig sind zum Beispiel eine Wohnung für die nächsten Wochen und Monate in Kliniknähe und eine Klärung mit meinem Arbeitgeber um einen für beide Seiten akzeptablen Weg für die nächsten Wochen zu finden. Was die Wohnung angeht, kommt kein Zimmer für Christiane im Mutter-Kind-Heim in Frage, da wir unbedingt zusammen vor Ort sein wollen. Da meine Arbeitsstelle zwischen unserem Wohnort und der Klinik liegt, wird dies auch problemlos machbar sein. Dankbar nehmen wir den Vorschlag von Frau Peters an, dass sie sich um einen Platz im Elternwohnheim kümmern wird.

Ein weiterer Punkt ist eine Abstimmung mit den Ärzten über die aktuelle Situation bei Lotta. Bereits heute Vormittag auf der Intensivstation hatten wir das Gefühl, die medizinische Situation nicht vollständig einschätzen zu können. Zwar werden wir über aktuelle Probleme detailliert informiert, jedoch fehlt eine Einschätzung für die Gesamtsituation. Verständnisvoll schaut uns Frau Peters an. „Die medizinischen Sprache und deren Zusammenhänge sind für Außenstehende oftmals überhaupt nicht greifbar – auch mir geht dies in vielen Situationen so. Dies ist gerade einer der Gründe, warum wir zusätzlich eine Betreuung auf nicht medizinischer Ebene anbieten. Normalerweise erfolgt eine zentrale Abstimmung mit den Eltern einmal täglich. Dies ist bei Ihnen sicherlich in der Kürze der Zeit noch nicht passiert. Ich werde mich um einen Termin mit Herrn Dr. Goelz kümmern, damit wir spätestens morgen einen umfassenden Blick auf die aktuelle Situation von Lotta werfen können."

Als wir uns am Ende des Gesprächs bei Frau Peters bedanken und unsere Erleichterung über ihre Hilfe schildern, schaut sie uns überrascht an. „Nehmen Sie in dieser schwierigen Situation jede Hilfe an, die Sie bekommen können. Aber denken Sie auch an sich. Achten Sie penibel darauf, was Ihnen gut tut und was nicht, mit wem Sie über was sprechen wollen. Entscheiden Sie bewusst, wer Ihnen nicht gut tut. Dies gilt auch für scheinbar gut gemeinte Ratschläge und Erfahrungsberichte von Angehörigen oder Freunden. Konzentrieren Sie sich in dieser extremen Situation auf Ihren eigenen Weg. Schauen Sie jetzt nicht auf die vielen anderen Schicksale, die sich im Klinikumfeld um sie herum abspielen. Es gibt hier so viel Leid. Sie haben momentan genug mit sich und Ihrem Schicksal zu tun!" Erleichtert über das hilfreiche Gespräch machen wir uns auf den Weg zu Christianes Zimmer. Sie braucht nach der langen Zeit im Rollstuhl jetzt dringend eine Pause.

Gemeinsam beschließen wir, dass ich am Nachmittag nach Hause fahren werde, da wir von dort zahlreiche Dinge benötigen. Allein die Vorstellung Christiane und Lotta zu verlassen, fällt mir bereits jetzt unendlich schwer.

Zwei Stunden nach dem Gespräch mit Frau Peters machen wir uns wieder zu zweit auf den Weg zur Neo. Am Vormittag hatten wir darüber diskutiert, ob und wenn ja wann wir Besuch zu Lotta mitnehmen wollen. Während es unter normalen Umständen wohl ein wahres Glücksgefühl sein muss, mit einem frisch geborenen Kind Besuch zu empfangen, war auch dies für uns in der momentan schwierigen Situation ein heikles Unterfangen. Abseits der sicherlich berechtigten Interessen unserer Familien und Freunde Lotta kennen lernen zu wollen, war die viel wichtigere Frage, was Lotta und uns in dieser Situation gut tat. Grundsätzlich war es uns jederzeit möglich, mit maximal zwei Besuchern zeitgleich zu Lotta auf die Neo zu gehen. Aus ärztlicher Sicht wurde auf Nachfrage aber auch geraten, Lotta zumindest in der ersten Woche so wenig wie möglich in Stress zu versetzen. Neben dieser rein medizinischen Betrachtungsweise war zudem fraglich, wie Besucher auf unsere winzig kleine Lotta reagieren würden. Nach dem ersten Besuch von Christiane und ihrem großen Schock über die Körpergröße von Lotta sah zumindest ich diesen Punkt als sehr kritisch an. Natürlich wollten wir Lotta am liebsten der gesamten Welt zeigen und niemandem vorenthalten. Andererseits galt es aber auch, ihr weder zu schaden noch unser Umfeld mehr als ohnehin schon geschehen zu verunsichern. Nach einer langen und kontroversen Diskussion hatten wir uns schließlich schweren Herzens dazu entschlossen, zumindest in der ersten Woche keinen Besuch zu Lotta mitzunehmen.

Am Inkubator von Lotta sehen wir erneut Herrn Dr. Goelz, der mitten in Untersuchungen zu stecken scheint. Wir beschließen, draußen zu warten, bis die Behandlung beendet ist. Auf dem Gang der Neo hängen unzählige Erfahrungsberichte von Eltern, deren Frühchen ebenfalls auf der gleichen Station lagen. Wieder einmal gehen wir von Bild zu Bild und schauen uns die beeindruckenden Berichte genauer an. Vereinzelt gibt es auch Frühchen unter 500 Gramm. Immer wieder kann den Berichten klar entnommen werden, dass es in der Anfangsphase nach der Geburt wochenlang Unsicherheiten gab, ob und wie die Kinder diese Anfangsphase überstehen würden. Bei dem Gedanken daran, dass sich der aktuelle Zustand der Ungewissheit mehrere Wochen hinziehen könnte, steigt immer wieder Panik in mir auf. Auch Christiane ist schockiert. „Wie sollen wir den aktuellen Zustand mehrere Wochen durchstehen?“

Als wir bei dem Bericht eines Frühchens mit 420 Gramm Startgewicht stehen, kommt Herr Dr. Goelz auf uns zu. Zusammen setzen wir uns an einen Tisch in der Mitte des Gangs. „Wir haben bei Lotta eine Lungenbehandlung durchgeführt, da die Atmung wieder instabiler geworden ist.“ Herr Dr. Goelz hält kurz inne. Auf mich macht er einen gestressten Eindruck. „Die Behandlung hat gut angeschlagen, dies ist aber keine Garantie dafür, dass die Atmung weiterhin stabil bleibt. Wir haben aus medizinischer Sicht leider nicht die Möglichkeit, die Behandlung oft zu wiederholen, da dies die Lunge zu stark angreifen würde.“

Christiane und ich schauen uns unsicher an. Beide können wir nicht einordnen, wann das Limit erreicht sein wird. Sind bereits jetzt akute Sorgen angebracht, dass dieser Fall eintritt? Auf Rückfrage sichert Herr Dr. Goelz uns zu, dass es im aktuellen Stadium noch keinen Grund zur Sorge gibt. Wie es scheint, nimmt Lotta die Behandlung gut an und stabilisiert sich, was die Atmung angeht. Offensichtlich gibt es bei Herrn Dr. Goelz keine weiteren Punkte zu besprechen. Dennoch hält er kurz inne und schaut uns an. „Eine Sache fällt mir noch ein. Beim Arbeiten mit Lotta fällt mir immer wieder auf, dass sie deutlich unreifer wirkt als ein Kind in der 26. Schwangerschaftswoche! Dies ist sowohl an der Haut als auch an den noch geschlossenen Augen deutlich feststellbar. Für unsere weiteren Behandlungen hat dies momentan keine Auswirkung, wir sollten es aber in jedem Fall im Hinterkopf behalten. Ein wichtiger Indikator wird sein, wann sie die Augen öffnet.“ Alarmiert schauen Christiane und ich uns an. Soll Lotta tatsächlich noch unreifer sein als ohnehin angenommen? Um jeden Tag haben wir vor der Geburt gerungen, da bereits das bisher gültige Alter lebensbedrohlich war! Unsicher schaue ich Herrn Dr. Goelz an. „Von welcher Woche würden Sie denn ausgehen?“ Er wirkt unentschlossen. „Wenn wir die Haut und die geschlossenen Augen genauer betrachten, können wir ungefähr von Woche 24 ausgehen. Eine Aussage über die Entwicklung der inneren Organe ist darüber aber nicht abzuleiten. Nach allem, was wir wahrnehmen, ist Lottas Organismus insgesamt für ihr Stadium gut entwickelt. Vielleicht können Sie nochmals prüfen, ob ein Berechnungsfehler bei der Schwangerschaftswoche vorliegen kann.“ Obwohl wir uns durch die vielen durchgeführten ärztlichen Berechnungen vor der

Geburt sicher sind, dass das bereits rückdatierte Alter von Lotta korrekt ist, versprechen wir eine erneute Prüfung. Auch bei Christiane kann ich eine große Bestürzung über die Erkenntnisse feststellen. „Sie kann doch nicht noch jünger sein, als ohnehin schon angenommen“, stellt sie nüchtern fest, als wir mit Lotta im Behandlungszimmer später alleine sind. Auch meine Stimmung ist getrübt, da ich vor lauter Problemen nur wenige positive Punkte erkennen kann. „Wie eine Achterbahn im Dunkeln, bei der wir vollkommen ohne Sicht ein Hindernis nach dem anderen nehmen müssen!“, merke ich in Anbetracht der vielen unvorhersehbar auftretenden Probleme niedergeschlagen an. Wie gestern genießen wir die Zeit zusammen mit Lotta, unsere Stimmung ist aber merklich getrübter nach dem geführten Gespräch mit Herrn Dr. Goelz.

Gipfelstürmer

Nach unserem Besuch auf der Neo sitzen wir im Garten der Klinik an der frischen Luft. Es handelt sich genau um den Garten, in dem wir noch vor zwei Tagen so hoffnungsvoll zusammen mit Lotta in Christianes Bauch spazieren gingen. Dieses Erlebnis scheint Lichtjahre entfernt zu sein. Beide brauchen wir jetzt dringend frische Luft. Christiane sitzt mir im Rollstuhl gegenüber. In meinem Rücken spüre ich förmlich die Gebäuderückseite der Intensivstation, die in der aktuellen Situation fast bedrohlich wirkt. Zu schlecht ist die Einschätzung, wie die Situation um Lotta wirklich steht. Sicherlich geht dies auch den Ärzten und Pflegekräften so. Auch sie müssen auf die jeweilige Situation reagieren, bis sich Lotta nach der Geburt stabilisiert hat. Zudem müssen die bei Frühchen offensichtlich immer problematischen Körperfunktionen wie Atmung, Verdauung und Kreislauf erst einmal in Gang kommen. Uns beiden ist die Verzweiflung ins Gesicht geschrieben. Christiane schaut mich traurig an. „Ich habe zum ersten Mal das Gefühl, dass wir Lotta nicht mit nach Hause nehmen können." Uns stehen die Tränen beim Gedanken an die Konsequenz dieser Aussage in den Augen. Tränenverschwommen sitzen wir zusammen im Garten und hängen unseren Gedanken nach. „Komm Heim", muss ich intuitiv denken. Dieses große gemeinsame Ziel, dem wir seit Wochen verzweifelt hinterherlaufen, scheint in immer größere Entfernung zu rücken! Wenn es wie gestern auch Phasen gibt, in denen wir dem Ziel wirklich näher zu kommen scheinen, wird die gefühlte Distanz trotzdem immer größer.

Das Denken von Stunde zu Stunde war hier sicherlich die einzig richtige Lösung. In Anbetracht des immens großen Risikos erschien diese Einstellung aber in der Praxis schier gar unmöglich zu sein. Wie mag es den anderen Eltern in dieser Zeit gegangen sein? In dem teilweise wochenlang dauernden Zustand der Ungewissheit? Wann war der Punkt bei ihnen erreicht, an dem die Phase der Ungewissheit beendet war und sich zumindest eine gewisse Stabilität eingestellt hat? Nicht mehr nur von Stunde zu Stunde, sondern vielleicht sogar von Woche zu Woche denken zu können? Bei genauer Betrachtung war diese Stabilität doch auch im normalen Leben nichts als eine künstlich konstruierte Sicherheit. Eine Stabilität, die jede Sekunde durch ein unvorhergesehenes Ereignis, wie beispielsweise einen Unfall oder einen Herzinfarkt, zusammenbrechen konnte. Und trotzdem gab es im normalen Leben „da draußen" sicherlich eine viel größere Wahrscheinlichkeit, mit der man diese Stabilität voraussetzen konnte. Uns dagegen wurde immer mehr bewusst, dass es diese Stabilität in keinem Moment gab. Zusammen mit dem Wissen, dass wir als Statisten, die wir nun einmal waren, auf Veränderungen lediglich reagieren konnten, entwickelte sich dies zu einem immer hoffnungsloseren Zustand!

Nachmittags empfangen wir Christianes Eltern und ihre Großmutter als ersten Besuch nach der Geburt. Nach der schweren Entscheidung in der ersten Woche niemanden zu Lotta mitzunehmen, hatten wir sie bereits darauf vorbereitet, dass sie ihr erstes Enkel- bzw. Urenkelkind bei einem Besuch nicht sehen konnten. Trotzdem fällt das Durchhalten dieser Entscheidung schwer. Zusammen schauen wir uns die Bilder und Videos von Lotta an und setzen uns in die Cafeteria der Uniklinik. Immer wieder bemerke ich die Unsicherheit auf allen Seiten im Umgang mit dieser skurrilen Situation. Unter keinen Umständen hätten wir zu Beginn der Schwangerschaft damit gerechnet, dass der erste Besuch der Großeltern von Lotta in dieser Form ablaufen würde!

Kurz nachdem Christianes Eltern gegangen sind, ruft Frau Peters an. Sie hat für morgen um 16:00 Uhr einen Termin mit Herrn Dr. Goelz und seinem Team vereinbart, damit wir ein gemeinsames Bild von Lottas Situation bekommen. Erleichtert über die gute Nachricht bedanken wir uns bei ihr. Nachdem wir schweren Herzens wieder auf Christianes Zimmer angekommen sind, beschließe ich widerwillig die Heimfahrt anzutreten. Das Verlassen der Klinik und damit der Abschied von Christiane und Lotta fällt mir unendlich schwer. Da bei Lotta momentan Visite ist, muss ich die Klinik ohne einen weiteren Besuch bei ihr verlassen!

Mitten auf der Heimfahrt klingelt mein Telefon. Erschrocken zucke ich zusammen und prüfe die Vorwahl der Telefonnummer. Es handelt sich nicht um eine Nummer der Uniklinik – ich atme erleichtert auf. Beim Annehmen des Anrufs muss ich lachen. Jürgen ist am Telefon. Bereits gestern hat er versucht mich zu erreichen. Endlich klappt es! Ich berichte ihm von der aktuellen Lage und der Gesamtsituation. Von dem Wunder Lotta in unserem Leben. Von ihrer kämpferischen Art. Aber auch von unserer Hilflosigkeit und der großen Ungewissheit. Beim Telefonieren spüre ich ganz deutlich, dass meine Anspannung seit der Geburt gestern stetig gestiegen ist.

Als wir aufgelegt haben, kann ich nicht mehr. Plötzlich ist alles zu viel! Zum ersten Mal in meinem Leben fühle ich mich in nüchternem Zustand vollkommen fahruntauglich, zittere am ganzen Körper. Tränen laufen über meine Wangen. An eine Weiterfahrt ist nicht zu denken. Nachdem ich es mit dem Auto links in einen Feldweg geschafft habe, werfe ich mein Headset resigniert auf den Beifahrersitz und steige langsam aus, setze mich auf Baumstämme am Wegrand. Immer noch kann ich mich nicht beruhigen, befinde mich erneut im freien Fall, ganz ohne Sicht. Ich gönne mir die Auszeit in der warmen Sommersonne. Die Ruhe tut gut. Langsam merke ich, wie die Anspannung etwas nachlässt. Sicherlich wird die Situation bedeutend einfacher, wenn Christiane und ich wieder außerhalb der Klinik gemeinsam das Leben in den ersten Wochen meistern können! Es wird gut tun, wenn wir etwas Normalität und gemeinsamen Alltag in den momentanen Trubel bringen können. Dann werden wir zumindest auch ein kleines Stück Privatsphäre zurückgewinnen. Die Möglichkeit sich zurückziehen zu können, welche momentan vollkommen fehlt. Trotzdem gibt es nichts, das wir gegen den aktuellen Zustand der Unsicherheit aktiv tun könnten! Während Lotta zweifelsfrei optimal medizinisch versorgt wurde, mussten wir das wie ein Damoklesschwert über uns schwebende permanente Risiko um sie versuchen zu akzeptieren. Emotionale Einbrüche wie gerade eben galt es zuzulassen, da diese natürlichen Reaktionen auf den nicht änderbaren schwierigen Zustand eigentlich vollkommen verständlich und normal waren!

Nach einer längeren Pause setze ich die Heimfahrt fort und komme ohne weitere Zwischenfälle Zuhause an. Zügig mache ich meine Runde durchs Haus, packe alle Sachen zusammen, die auf der Liste stehen. Das Haus, das noch letzte Woche unsere geliebte Heimat war, erscheint mir jetzt total leblos und weit weg vom aktuellen Lebensmittelpunkt. Eigentlich sollte ich mich jetzt hinlegen, um etwas Kraft zu tanken. In Anbetracht der inneren Unruhe entschließe ich mich stattdessen für eine Rennradtour. Kaum sitze ich im Sattel, spüre ich das alt vertraute Gefühl der Freiheit auf dem Rad. Könnte ich doch nur wieder wie gewohnt jeden Tag zur Arbeit fahren und abends ganz normal zu Christiane und Lotta zurückkehren! Kräftig trete ich in die Pedale, treibe das Rad den immer steiler werdenden Berg hinauf. Erst als ich oben angekommen bin, schaue ich erstaunt auf die rekordverdächtige Zeit. Selbst über die gewaltige Zeitverbesserung kann ich mich nicht freuen. Was zählt eine solche Nichtigkeit in Anbetracht der aktuellen Situation? Was bringt mir eine belanglose Zeitverbesserung? Sind es nicht andere Werte, die zählen? Nachdem ich sicherheitshalber nochmals mein Handy kontrolliert habe, mache ich mich auf die rasante Abfahrt.

Nachtschwärmer

Zwei Stunden nach dem Gipfelerlebnis bin ich wieder auf dem Rückweg. Auf der Fahrt telefoniere ich mit Christiane. Sie macht auf mich einen sehr gefassten Eindruck, kann aber nicht ganz verstehen, warum ich wieder zurückfahre. Eine Nacht Zuhause in Ruhe wäre sicherlich vernünftiger gewesen. Während dies objektiv betrachtet richtig ist, habe ich es Zuhause nicht ausgehalten. Zu weit weg wäre ich dort von Christiane und Lotta! Zumindest scheint es Lotta gut zu gehen. Wir vereinbaren, morgen früh gleich gemeinsam bei Lotta vorbeizugehen.

Später auf der Fahrt klingelt mein Telefon erneut. Meine Schwester ist am Telefon. Sie ist momentan im Urlaub und wollte nach den Turbulenzen bei uns eigentlich schon frühzeitig zurückkommen. Auch sie hat mit der Situation so weit abseits der Klinik zu kämpfen. Sehr gut kann ich mich in die Lage von ihr und allen anderen Außenstehenden versetzen. Nie konnten sie wissen, was gerade los war, wie man am besten helfen konnte, ohne zu stören. Noch weiter weg als wir waren sie von Lotta! Als ich ihr von den letzten beiden Tagen erzählt habe, ist es Zeit für eine kleine Überraschung. „Wenn ihr nächste Woche an die Klinik kommt, werden wir Lotta besuchen gehen. Sie freut sich schon sehr darauf, ihre Patentante kennen zu lernen!“ Durch die Leitung hindurch kann ich spüren, wie sie den Satz erst abwägen muss.

Nachdem wir uns über ihren Urlaub unterhalten haben, macht es einen Ruck. „Sag mal“, sie klingt perplex. „Wie war das denn eigentlich mit der Patentante gemeint?“ Umgehend kläre ich die Situation auf. Beide sind wir zutiefst gerührt. „Zur Abwechslung mal wieder ein durchweg positives Erlebnis“, denke ich glücklich.

Um 22:45 Uhr ist das Telefonat beendet. Mittlerweile sitze ich auf dem Gehweg vor der Klinik. Auch die Temperatur ist jetzt im Hochsommer richtig angenehm. Nach einer längeren Verschnaufpause raffe ich mich auf und gehe durch den Haupteingang Richtung Neo. In der Klinik herrscht um diese Uhrzeit eine entspannte Atmosphäre. Die Ruhe überträgt sich unmittelbar auf mich. Selbst der lange Gang zur Station ist in dieser Ruhe erträglicher als tagsüber.

Am Inkubator treffe ich auf Lottas Nachtschwester, die gerade anfängt sie zu waschen. Nachdem ich mich vorgestellt habe, frage ich, wie es Lotta geht. „Die letzten Stunden waren ruhig.“ Sie scheint zufrieden zu sein. „Lotta-Maus und ich haben aber vorhin vereinbart, dass wir uns ab heute vertragen werden. Sie war gestern Nacht sehr unruhig, was die Sauerstoffversorgung anging. Es war regelmäßig notwendig den Sauerstoffgehalt anzupassen. Heute ist sie deutlich entspannter.“ Während der Antwort muss ich immer wieder über unsere „Lotta-Maus“ herzlich lachen. „Gestern Nacht war es bis auf die etwas turbulenten Phasen von Lotta recht ruhig. Da hatte ich Zeit diese Abdrücke anzufertigen.“ Sie deutet auf einen Briefumschlag, der am Kontrollmonitor befestigt ist. Ganz ohne eine Idee um was es sich konkret handeln könnte, gehe ich zum Monitor und greife nach dem Umschlag.

Darin befindet sich eine Karte mit Lottas Namen, ihren Daten und winzigen Fußabdrücken von ihr. Ich bin sprachlos und zu Tränen gerührt. Beide Füße sind trotz deren Winzigkeit ganz deutlich abgebildet. Die kleinen Zehen sind alle vollständig erkennbar. Ich kann es nicht fassen – ein bald großer Mensch auf so kleinem Fuß! Eine kleine Geste, die für uns eine immense Bedeutung hat! In der für uns völlig neuen Situation wären wir nie darauf gekommen Fußabdrücke von Lotta zu nehmen. Wieder einmal eine rettende Hand mitten im Nebel. Total gerührt bedanke ich mich, kann meine gesamte Dankbarkeit aber gar nicht in Worte fassen.

Nach der Begrüßung von Lotta darf ich bei ihrer weiteren Versorgung mithelfen und lasse mir alles im Detail erklären. Zur Versorgung von Lotta stehen wir uns gegenüber, jeder an einer Seite des Inkubators. Da es auf beiden Seite je zwei Klappen gibt, durch die man in den Inkubator greifen kann, arbeitet jeder von uns mit beiden Händen. Das Waschen ist bei ihrer Größe und den vielen Kabeln und Schläuchen eine Herausforderung. Während unserer Pflegemaßnahmen wird Lotta unruhig. Plötzlich hält die Krankenschwester ein Wattestäbchen in der Hand. „Wir haben alle erhältlichen Kinderartikel in kleinster Größe da. Es gibt aber leider keinen Schnuller in diesem kleinen Format. Daher behelfen wir uns mit einem Ersatzschnuller, der leicht gezuckert ist. Die Spitze des Wattestäbchens passt genau in Lottas kleinen Mundraum. Zudem kann sie ihn noch drehen und wenden. Die Kleinen fahren alle voll auf die Ersatzschnuller ab!" Tatsächlich – als Lotta das Stäbchen mit ihrer winzigen Zunge ertastet hat, fängt sie an zu lachen. Sofort nimmt sie das Watteende in den Mund und nuckelt sichtlich zufrieden daran. Dies gibt uns nach dem Waschen die Möglichkeit, ihr gleich eine neue Windel anzuziehen und sie umzubetten. Auch bei den Windeln muss getrickst werden, da es keine Windel in diesem winzigen Format gibt. Stattdessen nehmen wir die kleinste verfügbare Windel und basteln uns eine noch kleinere Ausführung, indem wir sie mehrmals falten. Überglücklich und stolz stehe ich am Inkubator, als wir fertig sind. So nahe war ich Lotta vorher noch nie gewesen. So direkt konnte ich ihr noch nie helfen! Selbst die vielen medizinischen Geräte erschließen sich Tag für Tag mehr, auch wenn es noch viele Fragezeichen gibt.

Bei der Dunkelheit draußen und der Ruhe auf der Station kann ich das Zusammensein mit Lotta zum ersten Mal richtig genießen. Tagsüber ist auf der Neo immer viel los. Alle kleinen Patienten werden intensiv versorgt, es wuseln viele Ärzte und Krankenschwestern hin und her. Auf allen Kontrollmonitoren wird eine Meldung inklusive akustischem Signal ausgegeben, wenn ein Messwert bei einem der Kinder aus der Gruppe über- oder unterschritten wird. Insgesamt herrscht somit eine permanente Geräuschkulisse, bei der es mir oft schwer fällt, eine innige Beziehung zu Lotta in Ruhe aufzubauen. Als Angehöriger steht man zudem phasenweise hilflos neben dem Inkubator, wenn medizinische Versorgungen durchgeführt werden. Nachts dagegen ist dies total anders. Die Station schläft, es sind nur wenige Menschen unterwegs. Erneut kommt der Wunsch in mir auf, die Zeit einfach anhalten zu können. Ich genieße jeden einzelnen Augenblick mit Lotta, trotz der Trennung durch den Inkubator. Plötzlich lebe und liebe ich im Hier und Jetzt wie selten zuvor in dieser Intensität. Lange Zeit verbringe ich am Inkubator und bewundere unser winziges, wichtigstes Familienmitglied. Eine ganz neue und besondere Erfahrung! Es fällt mir sehr schwer, mich loszureißen. Trotzdem beschließe ich schließlich, Lotta die Ruhe zu geben, die sie so dringend braucht um Kraft für die nächsten Tage zu sammeln.

Als ich alleine zurück im Bus bin, spüre ich wieder Unbehagen in mir aufsteigen. Auf dem Weg zum gewohnten Übernachtungsplatz rafft mich die Welle der Unsicherheit dahin. „Das ist viel zu weit weg von Lotta und Christiane“, sagt mein Gefühl plötzlich ganz deutlich. Dabei sind es gerade einmal fünf Gehminuten zur Klinik. Wie fremdgesteuert fahre ich an dem normalen Übernachtungsplatz vorbei und kehre zurück direkt auf die Straße vor der Klinik. Dort angekommen, steht der Bus in einer Parklücke in direkter Reichweite des Haupteingangs. Ernsthaft überlege ich, ob die Übernachtung hier wirklich notwendig ist, mein Gefühl ist aber deutlich beruhigter. Vollkommen erledigt ziehe ich die Vorhänge zu und lege mich nach dem Umziehen aufs Bett. Trotz der großen Müdigkeit ist an Schlaf nicht zu denken! Unruhig wälze ich mich von der einen auf die andere Seite, schalte immer wieder das Licht ein, um nicht völlig in der Dunkelheit zu versinken.

Plötzlich sitze ich hellwach im Bett. Gerade eben war ich noch mitten auf der Neo. Fünf Meter neben Lottas Inkubator. Direkt mit dem Rücken zur Wand. Vollkommen bewegungsunfähig! Alle Monitore hatten ein permanentes Warnsignal ausgegeben. Es herrschte ein unglaublicher Trubel auf der gesamten Station. Starr war mein Blick auf Lottas Inkubator gerichtet – ohne Lotta stand er verlassen vor mir! Erschöpft lasse ich mich zurück aufs

Bett fallen. Offensichtlich muss ich doch eingeschlafen sein. Durch die Vorhänge schimmert das Licht der Straßenlaternen auf den Bettrand. Sonst umgibt mich nur die dunkle Einsamkeit im Bus. Ich schaue auf die Uhr – 2:23 Uhr. Wie es scheint, ist seit dem letzten Blick auf die Uhr nicht einmal eine Stunde vergangen. „Ich packe das nicht, gehe kaputt an der Situation", schießt es mir panisch durch den Kopf. Wir werden beide zu Grunde gehen! Jeder für sich alleine, aber auch wir zusammen als Paar werden diese Last nicht stemmen können! Es gibt keinen Ausweg aus diesem Drama! Unser bisheriges Leben, das durch die Schwangerschaft von Christiane noch schöner war als ohnehin schon – vollkommen zerstört innerhalb weniger Wochen! Nichtig! Wer plant ein solches Drama? Wer ist verantwortlich für eine solche Situation? Für einen winzigen Menschen, der vollständig entwickelt ist. Vollkommen ausgebildet. Total herzlich, kämpferisch und von der körperlichen Anlage her absolut lebensfähig. Nur zu klein. Nicht ausreichend versorgt. Kann es jemanden geben, der dies steuert? „Nein!" Intuitiv schießt mir die Antwort durch den Kopf. „Es kann niemanden geben!" Das Leben ist eine Aneinanderreihung von Zufällen, die wir bis zu einem gewissen Punkt zwar steuern können, denen wir aber in letzter Konsequenz hilflos ausgeliefert sind. Insgeheim ist doch alles auf ein simples Ursache-Wirkungs-Prinzip zurückzuführen, ohne einen vorbestimmten Weg.

Bisher war ich zutiefst davon überzeugt, dass jeder sein Glück selber in der Hand hat. Dass man alles erreichen kann, wenn man es nur will. „Everything goes" – ein Lebensmotto ähnlich dem des amerikanischen Lebenstraums. Innerhalb weniger Wochen ist dieses Motto zerstört. Stattdessen lautet das Motto vollkommen konträr: „rien ne va plus“ – nichts geht mehr! Es kann keine andere Erklärung geben. Lotta, die für ihr isoliertes Leben oben im Inkubator doch am wenigsten kann und dem ganzen Drama trotzdem hilflos ausgeliefert ist! Entgegen unseres Vorsatzes kämpfe ich mit dem Gedanken aufzustehen. Lotta zu besuchen, bin ich doch mit für sie verantwortlich! Trotzdem hält mich der Vorsatz nachts keine Besuche zu machen davon ab. Unentschlossen bleibe ich liegen und versuche zur Ruhe zu kommen, vielleicht sogar noch ein paar Stunden zu schlafen.

Auf jeden Fall macht mir auch der für uns unstrukturierte Ablauf schwer zu schaffen. „Wir müssen uns morgen unbedingt um eine bessere Projektorganisation kümmern“, denke ich intuitiv und muss trotz der schwierigen Situation über mich selbst lachen. Projektorganisation – ein sicherlich in meinem beruflichen Dasein wichtiges Thema, das an dieser Stelle aber keinen Sinn ergibt. Oder vielleicht doch? Jedenfalls brauchen wir eine regelmäßige Abstimmung mit den behandelnden Ärzten, um zu wissen, welche Themen wirklich akut sind, an was aktuell gearbeitet wird und wie das weitere Vorgehen ist. Nur so werden wir eine bessere Einschätzung zu den permanent wechselnden Problemen bekommen. Momentan haben wir eine zu ungenaue Kenntnis darüber, welche Themen wie schwerwiegend sind. Zudem müssen wir etwas unternehmen, um mit der Thematik psychisch besser klarzukommen. Ich nehme mir fest vor, diese Anliegen beim gemeinsamen Abstimmungsgespräch anzusprechen.

Ane fest im Arm

Die angenehm kühle Luft beschert eine herrliche Erfrischung an diesem frühen Sommermorgen. Warme Sonnenstrahlen tauchen den Himmel in ein hellblaues Meer und lassen die herrlich weiße Umgebung erstrahlen. Diese wirkt in der Sonne wie eine angenehm warme, gezuckerte Hügellandschaft. Zusammen mit Christiane sitze ich in einer Senke auf unserer schwarz-gelben Janosch-Spieldecke. Drei Meter entfernt kniet Lotta am Boden und spielt glücklich mit ihrer neuen Puppe, die sie vermutlich Christiane zu Ehren mit ihren knappen undeutlichen Babyworten „Ane" getauft hat. Unvermittelt schaut sie zu uns herüber und gluckst fröhlich. Ohne eine Möglichkeit sich hochzuziehen, versucht sie mühsam aufzustehen. Endlich fest auf beiden Beinen stehend, fokussiert sie Christiane und fängt tapsig an, auf sie zuzulaufen – Ane fest und sicher umklammert im linken Arm haltend. Gespannt verfolge ich, wie Lotta nach wenigen etwas unsicheren Schritten weich und sicher in Christianes ausgestreckten Armen landet. Geschafft! Glücklich werfe ich mich auf meine beiden Mädels. Alle drei kippen wir laut lachend um und liegen nebeneinander auf der Decke. Lotta liegt zwischen Christiane und mir. Noch immer hält sie Ane fest im Arm. Die Familie ist glücklich versammelt mitten auf der kleinen Kinderdecke!

Liegend ist jetzt klar ein sanftes Schaukeln wahrnehmbar, das durch ein leises wellenförmiges Rauschen untermalt wird. „Wie eine Wolke, die sich langsam im Wind wiegt“, denke ich glücklich. Erst als die Bilder anfangen zu verschwimmen und das Rauschen lauter und lauter wird, nehme ich dumpf wahr, dass etwas nicht stimmen kann. Langsam wird die wirkliche Umgebung deutlich – einsam liege ich im Bus! Ringsherum sind nichts als triste, graue Vorhänge. Diese wackeln zusammen mit dem gesamten Bus bei jedem vorbeifahrenden Auto auf der Straße direkt daneben. Deprimiert von dieser Erkenntnis schließe ich müde wieder die Augen; mein Kopf fühlt sich nach der grauenhaften Nacht an wie in Watte gepackt. Verflogen ist die herrliche Illusion der gemeinsamen Sommerwelt! Auf dem Gehweg neben dem Bus laufen Menschen vorbei, die sich laut unterhalten. Ganz offensichtlich nimmt die Welt draußen einen weiteren Tag im „Alltag“ in Angriff. Bei jedem Pulsschlag scheint meine linke Schläfe die Zielscheibe dutzender Nadelstiche zu sein – draußen beginnt ein Alltag. In unserer Welt drinnen dagegen wird es ein weiterer Tag im absoluten Ausnahmezustand sein. Gefangen in einer unwirklichen Welt abseits jeglicher Normalität!

Eine Stunde später stehe ich noch immer total paralysiert vom Erlebnis auf unserer Traumwolke mit Lotta und Ane vor Christianes Zimmer. Trotz allem flammt Vorfreude auf, als mein Blick auf den Briefumschlag mit Lottas Fußabdrücken wandert. Direkt nach der Begrüßung hält Christiane überrascht den Umschlag in der Hand. „Mit lieben Grüßen von Lottas Nachtschwester“, sage ich triumphal. Sie schaut mich irritiert an und ahnt nicht im Geringsten, welcher wertvolle Schatz im Inneren verborgen liegt.

Unsicher öffnet sie den Umschlag und begreift, wie auch ich am Vortag, nicht sofort, um was es eigentlich geht. Nach dem zweiten genaueren Blick auf die Fußabdrücke schaut sie mich zutiefst bewegt an und hält die Karte fest an sich. „Ein persönlicheres Geschenk hätte uns wohl niemand machen können!“ Stolz studieren wir zusammen die Abdrücke mit den winzigen Füßen. Nach einem detaillierten Bericht von den nächtlichen Erlebnissen auf der Station machen wir uns auf zu Lotta. Beim Bewältigen des langen Gangs rätseln wir erneut, was auf uns zukommen wird.

Bereits jetzt ist erkennbar, dass etwas nicht stimmt. Die gesamte Station scheint in Aufruhr zu sein. Mehrere Krankenschwestern und Ärzte laufen eilig an uns vorbei. Wir schauen uns erschüttert an; hilflos greife ich nach Christianes Hand. Beim Betreten von Lottas Zimmer können wir durch die Glastür erkennen, dass im Nebenzimmer eine Gruppe von Menschen kreisförmig versammelt ist. Unschwer ist feststellbar, dass es schwerwiegende Probleme mit einem dort liegenden Kind geben muss. Schockiert stehen wir neben Lottas Inkubator. Wie aus dem Nichts taucht Frau Peters Ratschlag von gestern in meinem Kopf auf: „Schauen Sie jetzt nicht auf die vielen anderen Schicksale, die sich im Klinikumfeld um sie herum abspielen. Sie haben momentan genug mit sich und Ihrem Schicksaal zu tun.“ Verzweifelt steht die Frage im Raum, wie der sicherlich richtige Vorsatz in Anbetracht der schwerwiegenden Schicksalsschläge um uns herum umsetzbar ist. Resigniert schaue ich Christiane an. „Lass uns Lotta Guten Tag sagen, wir können nicht helfen.“ Nach dem Desinfizieren unserer Hände geht Christiane auf die rechte, ich auf die linke Seite des Inkubators. Gemeinsam begrüßen wir Lotta und beschäftigen uns mit ihr. Auf uns macht sie einen etwas weniger lebendigen Eindruck als gestern. Zudem hat sich bewahrheitet, dass sich ihr Gewicht etwas verringert hat. Dies mag aber auch eine reine Einbildung sein.

Nach ein paar Minuten fällt mir beim Blick auf die Glastür auf, dass diese mit Leintüchern abgehängt wurde. Beim Gedanke daran, dass auch wir uns stetig in der Gefahr einer solchen aufkommenden Situation befinden, läuft mir ein eiskalter Schauer über den Rücken. Wie kann man mit einem solchen Schicksal überhaupt umgehen? Wie sind derart grausame Situationen auszuhalten – das eigene Kind leiden und vielleicht sogar sterben sehen zu müssen? Bereits jetzt machen wir uns permanent Gedanken darüber, wie Lotta diese Situation verkraftet: Ob sie Schmerzen hat, ob das Leben unter den aktuellen Umständen für sie überhaupt vertretbar ist. Herr Dr. Goelz hat gestern auf diese Frage sehr deutlich erklärt, dass Lotta keine Schmerzen habe und dass man es Frühchen ansehen kann, wenn sie leiden und dass wir zusammen in diesem Fall auch überlegen müssten, wie es weitergeht. Noch sei dies aber nicht der Fall. Wie gerufen kommt einer der Assistenzärzte in diesem Augenblick zur Tür herein. Nach einer kurzen Begrüßung berichtet er von der aktuellen Lage: „Die Nacht war erfreulicherweise ruhig. Allerdings hatten wir heute Morgen ein schwerwiegendes Problem. Wir mussten bei Lotta erneut eine Bluttransfusion durchführen und der Anteil an weißen Blutkörpern war stark gesunken. Dies deutet auf den Infektionsherd hin, den wir bereits seit der Geburt behandeln. Gegen 6:00 Uhr waren wir kurz davor Sie telefonisch zu informieren, da die Situation kritisch zu werden schien.“ Er schaut uns prüfend an. Mein Kopf glüht. „Lotta hat die ihr angebotenen Hilfen aber fantastisch umgesetzt und sich wieder stabilisiert. Auch die Zusammensetzung an Blutkörpern ist besser und mittlerweile auf gleichbleibendem Niveau. Trotzdem sind wir nach dem Vorfall selbstverständlich alarmiert.“ Christiane und ich schauen uns hilflos an. Deutlich spüre ich kalte Schweißtropfen auf meiner Stirn. 6:00 Uhr – etwas mehr als fünf Stunden, nachdem ich Lotta verlassen hatte. Wie es scheint waren, wir näher am Abgrund als bisher angenommen! Wir besprechen mit dem Assistenzarzt die restlichen Punkte. Neben der Infektion wird der Blutkreislauf momentan generell untersucht, da der Ductus Arteriosus noch nicht geschlossen ist. Es handelt sich dabei um eine Verbindung zwischen der Hauptschlagader und der Lunge, welche vor der Geburt geöffnet sein muss. Diese sollte sich bei frisch geborenen Kindern innerhalb der ersten Woche schließen. Die bei Lotta gewonnenen Messdaten würden deutlich zeigen, dass diese Verbindung noch geöffnet sei. In seiner Mappe sucht er nach Unterlagen und schaut uns an. „Heute Nachmittag oder spätestens morgen wird ein Kardiologe das Herz untersuchen. Anschließend wissen wir, ob eine medikamentöse Behandlung notwendig ist oder nicht. Wir möchten Sie an dieser Stelle auf eine weitere Studie ansprechen, sofern dies in Ordnung für Sie ist.“ Christiane nickt ihm zu. Kurz lassen wir uns den Inhalt der Studie erklären und nehmen die Unterlagen entgegen. Nach dieser schockierenden Nachricht brauchen wir dringend frische Luft.

Klärende Worte

Als wir uns von Lotta verabschiedet haben und dabei sind die Neo zu verlassen, treffen wir Frau Peters auf dem Gang. Wir setzen uns an einen der freien Tische. Nach einem kurzen Bericht über die problematische Lage bei Lotta heute Morgen erzähle ich ihr von unseren Schwierigkeiten, die genaue Situation von Lotta einschätzen zu können. Während für uns zweifelsfrei feststeht, dass sowohl Lotta als auch wir von medizinischer Seite optimal betreut und eingebunden werden, sind wir doch an vielen Stellen hilflos. Zu oft fehlt eine Detaileinschätzung für medizinische Zusammenhänge. Bei jedem Besuch von Lotta nehmen wir von unterschiedlichen Ansprechpartnern neue Probleme wahr, die bei einem Folgebesuch teilweise schon wieder gelöst oder – zumindest in diesem Moment – nicht mehr existent zu sein scheinen. Es würde uns sehr helfen, wenn wir eine regelmäßige kurze Abstimmung mit den Hauptansprechpartnern von Lotta machen könnten. Fragend schaue ich Frau Peters an. Sie nickt verständnisvoll. „Die von Ihnen geschilderte chaotische Lage ist nicht in Ordnung. Normalerweise bekommt jedes Elternpaar einen festen Hauptansprechpartner, der zentral über alle Probleme informiert und anstehende Entscheidungen mit Ihnen diskutiert. Dieser Ansprechpartner wurde bei Ihnen noch nicht benannt. Dies liegt offensichtlich daran, dass die Station momentan voll belegt ist. Natürlich kann dies aber keine Entschuldigung sein. Wir werden das Thema heute Nachmittag bei der Abstimmung mit den Ärzten vorbringen.“ Christiane und ich schauen uns zuversichtlich an. Nachdem sich Frau Peters eine Notiz gemacht hat, fährt sie fort: „Sie machen es ganz richtig – sprechen Sie Punkte an, die Sie belasten. Wie bereits gestern besprochen, dreht sich in der Welt der Intensivstation naturgemäß alles um medizinische Themen, die man als Außenstehender, wenn überhaupt, nur schwer greifen kann. Wir können uns ebenfalls gerne regelmäßig zusammensetzen und über aktuelle Probleme und Ihre Situation generell sprechen. Lassen Sie uns für nächsten Montag einen Termin ausmachen.“

Nach dem Gespräch mit Frau Peters beschließen wir, uns auf die Terrasse neben Christianes Zimmer zu setzen, um ein wenig Ruhe und Abstand zu bekommen und trotzdem nicht zu weit weg zu sein. Langsam schleppen sich die Minuten und Stunden an diesem bisher wenig erfolgreichen Tag dahin. Regelmäßig machen wir Besuche bei Lotta. Der Zustand ist unverändert stabil, Lotta macht auf uns einen normalen Eindruck. Wir genießen die Zeit zusammen mit ihr, wobei uns die Ereignisse heute Morgen natürlich schwer zu schaffen machen. Als neues Thema kristallisiert sich mehr und mehr ein weiteres Problem heraus – ihre Haut. Diese ist sehr anfällig für Druckstellen, Risse und sonstige Irritationen. Wenn unsere Einschätzung zutrifft, ist dies bei extremen Frühchen keine Seltenheit und auch gut behandelbar – soweit der Verlauf nicht außerordentliche Ausmaße annimmt. Allerdings wird ein Stück mehr die ärztliche Vermutung bestätigt, dass Lotta von ihrer Entwicklung her noch nicht einem Frühchen der 26. Woche entspricht. Am Morgen hat uns der Assistenzarzt angekündigt, dass immer wieder eine Blaulichtlampe aufgestellt wird, um Lottas Neugeborenengelbsucht zu behandeln. Obwohl die Chancen auf eine erfolgreiche Behandlung der Hautprobleme somit nicht schlecht standen, war dies für uns ein weiterer herber Rückschlag am heutigen Tag. In meinem Aufschrieb wuchs die Aufstellung aktueller Themen zu einer immer größer werdenden Liste an. Bedenklich war, dass kein einziges der erfassten Themen erledigt zu sein schien, alle hingegen als akut eingestuft werden mussten. Im Gegensatz zu ähnlichen Situationen in meinem Arbeitsalltag konnte ich zudem bei keinem einzigen Thema die Tragweite und das Risiko abschätzen. Dies traf bei den meisten Themen wohl auch auf die Ärzte zu, die die Entwicklung beobachten und untersuchen konnten. Nüchtern betrachtet musste aber klar festgestellt werden, dass bereits jedes einzelne Problem für Lotta jederzeit lebensbedrohlich werden konnte. Eine Gewissheit, mit der wir nur sehr schwer leben konnten.

Am Nachmittag empfangen wir den zweiten Besuch nach Lottas Geburt. Meine Mutter und Christianes Tante stehen wie vereinbart um 15:00 Uhr in der Tür von Christianes Zimmer. Da wir Lotta nicht besuchen können, beschließen wir, in die Cafeteria der Klinik zu gehen. Von dort aus werden Christiane und ich auch zum vereinbarten Abstimmungstermin auf der Station gehen. In der Cafeteria angekommen, erzählen wir detailliert von der Geburt und von Lotta. Trotz der herzlichen Atmosphäre drängt sich immer wieder die Ungewissheit in den Vordergrund. Was wird uns beim Termin nachher erwarten? Sind wir bereits bei einem der Probleme an dem Punkt, dass wir uns grundlegend Gedanken über die weitere Behandlung von Lotta machen müssen? Gar über den weiteren Lebensweg von Lotta?

Pünktlich zum vereinbarten Termin stehen wir im Besprechungszimmer. In der Mitte des Raums steht ein großer Tisch, an den Wänden hängen Kinderbilder. Kurz nach unserem Eintreffen füllt sich der Raum fast auf einen Schlag. Eine Person nach der anderen betritt den Raum und begrüßt uns freundlich. Neben den beiden Oberärzten Herrn Dr. Goelz und Herrn Dr. Müller-Hansen sind ebenfalls eine Assistenzärztin und Lottas Krankenschwester anwesend. Ich bin überwältigt – zeigt die große Teilnehmerzahl doch eindeutig, wie ernst unser Wunsch nach einer Abstimmung genommen wird. Christiane und ich nehmen an der Türseite des Tisches Platz. Direkt gegenüber sitzen die drei Ärzte. Frau Peters und Lottas Krankenschwester sind links von uns.

Als wir sitzen, ergreift Frau Peters das Wort: „Vielen Dank für die Zusage und Teilnahme an diesem zeitnahen Termin. Wir sitzen auf Wunsch von Lottas Eltern zusammen, um einen umfassenden Überblick über die aktuelle Situation von Lotta zu bekommen. Zudem sollten wir uns auf Klinikseite dringend um einen zentralen Ansprechpartner für die Eltern kümmern, da dieses bisher noch nicht erfolgt ist.“ Ich bin ihr dankbar für die einleitenden Worte. Nach einer kurzen Pause ergreift Herr Dr. Goelz das Wort. „Wir möchten uns von medizinischer Seite erst einmal für die bisher fehlende Abstimmung entschuldigen. Die Intensivstation ist momentan voll belegt, weshalb wir uns schwerpunktmäßig auf die optimale Versorgung der Kinder kümmern und die anderen Themen leider etwas in den Hintergrund geraten.“ Er schaut uns an. „Ich werde ab sofort Ihr direkter Ansprechpartner für alle Probleme und Fragen sein. Wir besprechen mindestens einmal täglich gesammelt die offenen Themen, bitte kommen Sie bei sonstigen Fragen jederzeit auf mich zu.“ Erleichtert über das Entgegenkommen bedanken wir uns für das Angebot. Das Gefühl, als Eltern in die Abläufe und Vorgänge eingebunden zu werden, tut gut.

Gemeinsam arbeiten sich die drei Ärzte durch ihre Unterlagen und berichten über die aktuellen Themen und Probleme bei Lotta. Zu unserer Erleichterung sind keine Themen dabei, die wir bisher noch nicht kannten. Laut Herrn Dr. Müller-Hansen haben sich zudem sowohl die Verdauung als auch die Sauerstoffversorgung positiv entwickelt. Die Untersuchung des Herzens ist ebenfalls heute Nachmittag erfolgt. Wie vermutet wurde eine medikamentöse Behandlung begonnen, die aus medizinischer Sicht zuverlässig und unbedenklich ist. Immer wieder schweifen die drei Ärzte vorübergehend in medizinische Detaildiskussionen ab. Während ich diesen Diskussionen nicht ansatzweise folgen kann, nickt Christiane immer wieder zustimmend. Hauptknackpunkte sind momentan zweifelsfrei die generelle Unreife und das Hautproblem. Zumindest was die Haut betrifft, scheint die Behandlung langsam zu wirken. Nach den vielen Punkten schaut Herr Dr. Goelz auf. „Zusammenfassend lässt sich klar sagen, dass wir noch einen sehr weiten Weg vor uns haben. Mit dem aktuellen Zustand können wir aber zufrieden sein. Wichtig ist der stabile Allgemeinzustand von Lotta. Zudem kann sie die Behandlungen erstaunlich gut annehmen. Seit heute früh haben wir offensichtlich auch die Infektion gut im Griff. Eine Hirnblutung gab es bisher ebenfalls nicht, oder?“ Fragend schaut er Herrn Dr. Müller-Hansen an. Dieser prüft seine Unterlagen und nickt deutlich. „Doch. Bei der Untersuchung heute Morgen wurde eine Hirnblutung festgestellt.“ Geschockt schaue ich ihn an, erstarre innerlich. Herr Dr. Müller-Hansen fährt fort: „Allerdings ist die Blutung unkritisch, da sie am äußeren Rand aufgetreten ist und sich auswachsen wird. Sonst ist vom Gehirn her alles in Ordnung.“ Da es keine weiteren Punkte gibt, bedanke ich mich im Namen von uns Eltern für das Gespräch und die exzellente Betreuung von Lotta. Nach dem Gespräch vereinbaren wir mit Frau Peters am nächsten Montag zu telefonieren, um einen Termin an diesem Tag auszumachen.

Trotz aller Probleme bei Lotta verabschieden wir uns von Frau Peters positiv gestimmt und schauen nochmals am Inkubator vorbei. Anschließend gehen wir zurück in die Cafeteria, in der wir unseren Besuch beim Kaffee zurückgelassen haben. Erleichtert erzählen wir im Detail von unserem Abstimmungstermin. Obwohl die medizinischen Probleme bei Lotta bedrückend waren, gab uns die jetzt stattfindende Abstimmung das Gefühl, einen umfassenden Überblick über die Lage zu haben. Zudem hatten wir die Gewissheit, bei keinem einzigen Problem einen kritischen Punkt erreicht zu haben. Obwohl sich dies jeden Moment ändern konnte, versuchten wir uns so wenig wie möglich Gedanken über die Gefahren zu machen, die permanent auf unserem Weg mit Lotta überall auf uns zu lauern schienen.

Licht der Hoffnung

Gegen 20:00 Uhr verlasse ich nach diesem anstrengenden Tag die Uniklinik. Durch die zahlreichen Besuche bei Lotta und den Abstimmungstermin ist unsere Zuversicht am heutigen Tag wieder etwas gestiegen. Sobald wir am Inkubator stehen und uns mit Lotta beschäftigen, scheint die Ungewissheit beinahe erloschen zu sein. In diesen Augenblicken zählt nur die unbeschreiblich große Liebe zu ihr. An jeder ihrer Bewegungen ist erkennbar, dass sie lebendig und vital ist. Permanent staunen wir in Anbetracht der winzigen Größe über ihre Stärke und ihren unbändigen Lebenswillen, den sie uns gerade in Situationen wie heute Morgen immer wieder zeigt. Auch wenn der Gang zur Intensivstation mehr und mehr zur Qual wird, ist jeder Augenblick mit Lotta für uns von unschätzbarem Wert.

Im Bus angekommen, beschließe ich einen ruhigen Platz zu suchen, um etwas Saxophon zu spielen. Ziellos führt die Fahrt kreuz und quer durch das nähere Umland. Trotz der reichlichen Auswahl an geeigneten Plätzen ist die Wahl schwierig. Deutlich spüre ich, dass momentan schon eine Entscheidungsfindung bei dieser vergleichbar simplen Fragestellung eine pure Überforderung ist. Die Welt außerhalb der Scheiben ist bunt, sonnig und erfüllt mit scheinbar gut gelaunten Menschen, die ihren Feierabend genießen. Meine innere Welt dagegen scheint kalt erstarrt und grau in grau zu sein. An einem weitläufigen Parkplatz stelle ich den Bus ganz am Rand ab und klettere auf die Rückbank. Als das Saxophon nach dem Auspacken spielbereit in meiner Hand liegt, spüre ich eine eigentümliche Vertrautheit. Trotzdem fühlt sich das Instrument anders an als sonst. Bereits nach den ersten Tönen gibt es kein Halten mehr. Tränen laufen über mein glühend heißes Gesicht; resigniert lege ich das Instrument zur Seite. Zum ersten Mal im Leben bringe ich es nicht fertig zu spielen. Selbst diese Leidenschaft, die bis vor wenigen Tagen noch einen sehr hohen Stellenwert in meinem Leben hatte, erscheint plötzlich vollkommen sinnlos! Unendliche Verzweiflung breitet sich wie nasser, kalter Nebel in mir aus. In den letzten Tagen konnte ich deutlich spüren, dass mein Bezug zu alltäglichen Dingen Stück für Stück verloren ging. Alle wichtigen Lebensinhalte traten mehr und mehr in den Hintergrund. Die bisher voller Überzeugung vertretenen Werte und Normen des Alltags wurden mehr und mehr belanglos. Mehr noch: sinnlos! Konsequent verdrängt durch einen einzigen Wert, der einsam und unverrückbar in den Mittelpunkt kam: Lotta. Zweifelsfrei gibt es aktuell nur noch diesen einen Lebensinhalt, der Relevanz hat. Alle denkbaren Maßnahmen, alle bisher in meinem Leben gültigen Werte und Normen scheinen sinnlos und nutzlos zu sein. Außer Kraft gesetzt. Die gigantische Angst um Lotta, die Panik davor, dass ihr etwas zustoßen könnte, hat jeden Funken Liebe erstickt …

Doch ist die gigantische Angst und Panik nicht gerade eine Folge dieser unbändigen Liebe? Ein verzweifeltes Warnsignal und damit auch eine Kampfansage dafür, diese Liebe nicht verlieren zu wollen? Also ein ganz klares Zeichen von unermesslicher Liebe für Lotta? In mir spüre ich den Kampf zwischen Kopf und Gefühl ablaufen. Das Gefühl, das mir klar die große Gefahrensituation signalisiert, in der Lotta steckt, gegen den Kopf, der mahnend Lottas unbändigen Willen und unsere immense Liebe zu ihr in den Vordergrund zu stellen versucht. Der Kopf, der ganz klar signalisiert: Genau die Liebe, die Euch allen Widrigkeiten und übergroßen Hindernissen zum Trotz zusammen mit Lotta bis zu diesem Punkt gebracht hat, wird Euch auch weiter antreiben. Selbst heute hat Lotta alle ihr angebotenen Hilfen unglaublich gut umgesetzt! Denke von Stunde zu Stunde, von Tag zu Tag. Trotz aller Schwierigkeiten gibt es doch eine höhere Macht, die alles lenkt und auch auf uns in dieser schier ausweglosen Situation aufpassen wird! Im Nebel dieser alles umfassenden Sinnlosigkeit gibt es ein einziges warm und hell leuchtendes Licht der Hoffnung, in dessen Mittelpunkt Lotta steht! Längst hat mein Gefühl aufgegeben, sich gegen diese nicht zu widerlegenden Argumente zu stemmen. „Der Kampf ist entschieden“, denke ich. Sicherlich ist er das nicht für die nächsten Stunden und Tage, aber zumindest für diesen Moment. Für diesen Moment, außer dem sonst nichts zählt!

Sternschnuppe

Bei meiner Ankunft in der Klinik wirkt Christiane erfreut. „Bei der Visite heute Morgen hat mir Herr Prof. Dr. Kagan freigestellt, dass ich nach Hause gehen kann, wenn ich möchte. Eigentlich habe ich nach der OP Anspruch auf einen Platz bis Montag. Wenn ich will, kann ich aber morgen nach Hause gehen – sofern bei der Visite nichts dagegen spricht. Ich habe mich dann gleich zur Entlassung für morgen eintragen lassen." Überrascht schaue ich sie an. Nach der langen Zeit im Krankenhaus wäre die Entlassung der erste Schritt zur Normalität. Gemeinsam beschließen wir, erst heute Nachmittag in Abhängigkeit von Lottas Zustand endgültig zu entscheiden, was wir morgen machen werden.

Lotta liegt in ihrem Solarium, als wir ankommen. Bereits vor dem Betreten des Zimmers ist das grelle blaue Licht sichtbar. Über ihrem Inkubator hängt die Haube mit Neonröhren. Als Lottas Krankenschwester uns sieht, zeigt sie lächelnd auf den Inkubator. „Lottas Bräunungseinheit ist gleich um. Ihrer Haut tut das Licht gut, die Haut hat sich etwas erholt seit gestern. Die Nacht war ruhig, sie ist gut und stabil. Wir haben heute Nacht zum ersten Mal Muttermilch gegeben, was ihr offensichtlich gut bekommt. Sie kann die Milch zwar noch nicht verwerten, der Magen wird dadurch aber angeregt. Die zweite Essensration steht jetzt gleich an." Fasziniert verfolgen wir, wie das UV-Licht abgebaut wird und Lotta ihre zweite Essensration erhält. Bei der Ration handelt es sich um gerade einmal einen knappen Milliliter Muttermilch, der Lotta über ihre Magensonde zugeführt wird. Auf meine Rückfrage, ob dies ausreichend sei, schaut mich Lottas Krankenschwester lächelnd an. „Sie müssen sich die Größe von Lottas Magen vorstellen. Dieser ist mit einem knappen Milliliter bereits gut gefüllt. Zudem muss darauf geachtet werden, dass der Organismus am Anfang nicht überfordert wird. Den Verdauungsprozess in Gang zu setzen, bedeutet eine unheimliche Kraftanstrengung für Lotta. Bis ihr Magen das zugeführte Essen verarbeiten kann, wird es noch eine Weile dauern.“ Als Lotta versorgt ist, haben wir ausreichend Zeit, uns mit ihr zu beschäftigen. Im Vergleich zu gestern macht sie auf uns einen lebendigeren Eindruck. Auch der insgesamt stabilere Zustand ist ein riesiger Lichtblick für uns. Nach den ersten mit Problemen überladenen Tagen scheint nun zumindest etwas Ruhe einzukehren.

Ein großer Lichtblick ist Christianes voraussichtliche Entlassung morgen und die Aussicht auf eine kleine Wohnung im Elternwohnheim. Überraschenderweise hatte Frau Peters heute Morgen angerufen – ein Platz im Elternwohnheim ist wahrscheinlich bereits ab Montag für uns frei. Dort wird endlich wieder ein kleines Stück Privatleben möglich sein. Gerade in dieser schwierigen Situation war die fehlende Möglichkeit sich zurückziehen zu können ein gravierendes Problem. Es steht zweifelsfrei fest, dass eine Auszeit von der Klinik für ein paar Stunden dringend notwendig ist, um weiterhin die permanente Anspannung meistern zu können. Trotzdem gibt es erhebliche Zweifel. Dürfen wir Lotta wirklich alleine lassen? Von Zuhause aus sind wir in einer knappen Stunde wieder im Krankenhaus. Auch Frau Peters hat am Vormittag betont, dass wir nach den ersten turbulenten Tagen jetzt dringend auf uns achten müssen. „Gönnen Sie sich nach den letzten anstrengenden Tagen wieder mehr Ruhe und Auszeiten – Sie haben einen langen Weg vor sich, auf dem es essenziell ist, auch abschalten zu können und sich seine Kräfte einzuteilen. Lotta braucht ihre Eltern sehr dringend. Diese Aufgabe können Sie aber nur dann dauerhaft gut erfüllen, wenn Sie sich Ihre Kräfte einteilen." Nach einer längeren Diskussion beschließen wir, morgen Nachmittag nach Hause zu fahren – sofern sich Lotta weiterhin in einem stabilen Zustand befindet und aus ärztlicher Sicht nichts dagegen spricht. Abhängig von der Situation vor Ort können wir entweder Samstagabend oder Sonntagfrüh wieder an die Klinik fahren.

Quasi als kleine Vorübung verlassen Christiane und ich am Abend zum ersten Mal seit der Geburt zusammen das Klinikgelände und gehen mit Anne Pizza essen. Der kleine Ausflug und vor allem das stressfreie Abendessen tun uns gut. Wir sitzen gemeinsam mitten auf der Terrasse des Restaurants. Es kommt mir vor, als ob wir seit Wochen erstmals wieder ganz normal und scheinbar selbstverständlich am gesellschaftlichen Leben teilnehmen. Pizza essend sitzen wir an einem Freitagabend abseits der Klinik einfach so gemütlich zusammen. Da der Zustand von Lotta den Tag über stabil war und keine neuen Probleme aufgetreten sind, erleben wir eine richtig entspannte Zeit außerhalb der Klinik.

Die Besuche bei Lotta heute haben uns wieder Mut gegeben. Sie wirkte auf uns merklich vitaler und entspannter als gestern. Allerdings fällt es uns auch von Tag zu Tag schwerer, die Trennung von Lotta durch den Inkubator zu akzeptieren. Der Wunsch, sie aus dem Inkubator zu nehmen und einen direkten Kontakt mit ihr aufzubauen, wird von Tag zu Tag spürbar größer. Sobald Lotta stabiler und etwas größer ist, werden wir sie aus dem Inkubator nehmen dürfen. Dies könnte laut Herrn Dr. Goelz – stark abhängig von ihrer weiteren Entwicklung – bereits in ein bis zwei Wochen soweit sein. Wir könnten Lotta dann im Sitzen auf die Brust legen. Für die Frühchen ist dieses sogenannte „Känguruhen“ sehr wichtig, da sie dringend Körperkontakt – insbesondere zur Mutter – aufbauen sollten. Auch für uns ist dieser fehlende Körperkontakt zu Lotta sehr schwierig. Noch nie hatten wir uns bisher Gedanken über die Bedeutung von körperlichem Kontakt, körperlicher Nähe gemacht. Gerade bei Babys ist dieser direkte Kontakt normalerweise selbstverständlich und von großer Bedeutung.

Bevor ich nach dem Pizzaessen meine Fahrt zu Anne antrete, um dort zu übernachten, besuchen wir Lotta nochmals. Wie bei meinem letzten Nachtbesuch bei Lotta vor zwei Tagen nehmen wir die Station ganz anders wahr als tagsüber. Die Stimmung ist vollkommen entspannt, die gesamte Welt um uns herum scheint zu schlafen. Wir stehen bei Lotta am Inkubator und sind einfach nur für sie da. Genießen die Zeit mit ihr in Ruhe.

Als ich bei Anne ankomme, steht die Familie vor dem Haus und schaut einem gerade beginnenden Feuerwerk zu. Wir stehen gemeinsam auf der Straße und blicken gebannt auf das Lichtermeer. Im Hintergrund liegt die dezent beleuchtete Burg Hohenzollern mit ihren vielen verwinkelten Mauern und Türmen. Rund um das Feuerwerk erstrahlt ein vollkommen klarer Sternenhimmel. Die Stimmung beginnt mich in ihren Bann zu ziehen. Meine Gedanken schweifen ab zu Christiane und Lotta. Gemeinsam haben wir uns allen Schwierigkeiten und Problemen zum Trotz bis zu diesem Punkt durchgekämpft. Wie Herr Dr. Goelz heute früh erwähnt hat, liegt fraglos noch ein langer und ungewisser Weg vor uns. Jeder weitere Tag der Stabilität wird allerdings auch mehr Sicherheit und Ruhe in Lottas Entwicklung bringen. Für Christiane und mich ist ebenfalls mehr Stabilität und vor allem Sicherheit dringend notwendig. Eine zentrale Aufgabe der nächsten Woche wird es sein, schnellstmöglich einen geregelteren Alltag zu schaffen. Eine Welle der Freude erfasst mich bei dem Gedanken an Lottas strahlende Augen, wenn wir in wenigen Jahren ein solches Feuerwerks gemeinsam ansehen können. Vom Feuerwerk aus wandert mein Blick über den sternenklaren Nachthimmel. Plötzlich scheint vor meinen Augen ein Stern mit einem klaren, weißen Schweif vom Himmel zu fallen. Noch nie zuvor habe ich eine derart klare Sternschnuppe gesehen. „Komm Heim, Lotta!“ Intuitiv schießt mir dieser Wunsch durch den Kopf. „Wenn Du irgendwann einmal bei uns Zuhause angekommen bist, haben wir die erste ganz große Aufgabe gemeinsam geschafft!“

Heimreise

Glücklich wandert mein Blick prüfend über die ersten Bilder von Lotta, die seit wenigen Sekunden fertig entwickelt in meiner Hand liegen. Bevor wir heute Nachmittag nach Hause fahren, habe ich auf der Fahrt zur Klinik nochmals angehalten, um Bilder zu entwickeln. Wenn wir Lotta schon nicht mitnehmen können, haben wir somit wenigstens Bilder von ihr dabei. Bei den vielen Aufnahmen fiel die Entscheidung schwer, welches Bild als Foto ausgedruckt werden soll. Zufrieden mit der kleinen Überraschung für Christiane verlasse ich mit insgesamt 12 Bildern das Geschäft. Bereits bei meiner Ankunft an der Uniklinik ist die Hitze draußen kaum erträglich.

Christiane sitzt schon auf gepackten Koffern, als ich das Zimmer betrete. Sie strahlt über beide Ohren. „Bei der Visite heute Morgen gab es keine Einwände gegen meine Entlassung. Herr Prof. Dr. Kagan war mit dem Verlauf sehr zufrieden. Er hat mich aber auch daran erinnert, etwas langsamer zu tun, da ich eigentlich nach der Geburt noch im Wochenbett bin." Trotz der Freude über die Entlassung bin ich über den Hinweis von Herrn Prof. Dr. Kagan dankbar. Wir hatten in den letzten Tagen versucht, Christiane etwas mehr zu entlasten, da die große Anstrengung für sie nach der Geburt deutlich zu hoch ist. Allerdings war dies unter Berücksichtigung der Gesamtsituation schwierig, da sie unmöglich den ganzen Tag im Bett liegen bleiben konnte. Wie üblich beginnen wir unseren gemeinsamen Tag mit einem Besuch bei Lotta. Bereits auf dem Weg zur Station merken wir zum zweiten Mal, dass das Wochenende an der Uniklinik Einzug gehalten hat. Die Abläufe im Krankenhaus sind merklich entspannter. Auf dem langen Gang zwischen den Erfahrungsberichten rätseln wir darüber, wie viele Wochenenden wir noch an der Uniklinik verbringen werden. Schon bei einem guten Wachstumsverlauf von Lotta ist davon auszugehen, dass sie mindestens ein halbes Jahr in der Klinik verbringen muss. Weihnachten Zuhause war daher das erklärte Ziel! Beide sind wir uns darüber einig, dass sich jeder einzelne Tag bis zu ihrer Entlassung lohnen wird. Wie auch gestern sehen wir trotz der Sonne draußen bereits vor dem Betreten des Zimmers das helle Licht des Solariums scheinen. Laut Lottas Krankenschwester ist ihr Zustand seit unserem Besuch heute Nacht unverändert gut. Zudem beginnt sie langsam, die ihr gegebene Muttermilch verarbeiten zu können. Wir sind erleichtert. Auch Herr Dr. Goelz ist mit ihrem Zustand zufrieden, als er später bei Lotta vorbeikommt. Aus seiner Sicht spricht nichts dagegen, dass wir heute Nachmittag nach Hause fahren.

Nach der abschließenden Visite und Christianes Entlassung gehen wir gegen 14:00 Uhr, also kurz vor unserer Heimfahrt, nochmals bei Lotta vorbei. Sie liegt für unsere Begriffe zufrieden in ihrem Solarium. Die Krankenschwester bestätigt uns, dass Lotta in der letzten Stunde stabil war. „Gönnen Sie sich die Auszeit heute Abend. Wir haben Ihre Kontaktdaten und werden uns melden, sofern es Neuigkeiten gibt. Ich werde dies bei unserer Schichtübergabe heute Abend auch an meine Kollegin weitergeben.“ Mit gemischten Gefühlen verabschieden wir uns von Lotta. Beim Verlassen der Neo schaut mich Christiane unsicher an. „Ich kann erst jetzt nachvollziehen, warum Du vorgestern nicht alleine Zuhause bleiben konntest. Ich freue mich auf die Auszeit, es fällt mir aber unendlich schwer, Lotta zu verlassen. Wir können doch nicht heimfahren!“ Obwohl auch mich das schlechte Gewissen plagt, bin ich fest davon überzeugt, dass wir uns in Lottas aktueller Situation die dringend notwendige Auszeit nehmen können. Im Auto angekommen, drücke ich Christiane die entwickelten Bilder in die Hand. Sie freut sich riesig. „So begleitet uns Lotta auf diese Weise nach Hause.“ Nach acht Tagen verlassen Christiane und ich gemeinsam in der brütenden Sommerhitze zum ersten Mal als Eltern die Uniklinik und fahren ohne unsere Tochter nach Hause.

Zum Abendessen haben wir unsere Familien zum Grillen eingeladen. Es tut gut, wieder einmal Zuhause zu sein und auch Besuch empfangen zu können. Stolz zeigen wir die Bilder von Lotta und berichten von den Ereignissen der letzten Tage. Während die Vorbereitungen für das Abendessen in vollem Gang sind, beschleicht uns ein mulmiges Gefühl. So lange waren wir noch nie von Lotta getrennt! Sicherheitshalber beschließen wir, nochmals auf der Neo anzurufen und nach Lotta zu fragen. Seltsamerweise werde ich weder mit Lottas Krankenschwester noch mit einem der Ärzte verbunden. Irritiert frage ich, ob es Probleme gibt. „Bei Lotta werden aktuell Untersuchungen durchgeführt, ich werde sie schnellstmöglich zurückrufen lassen.“ Ungläubig halte ich das Telefon nach dem Ende des Anrufs in der Hand. Angst steigt in mir auf. Vor zwei Stunden war der Zustand von Lotta stabil. Alles war in Ordnung. Weder gestern noch heute war von geplanten Untersuchungen die Rede. Erst recht keine geplanten Untersuchungen am Samstagabend! Rastlos laufe ich mit allen Telefonen bewaffnet durchs Haus, wartend auf den nächsten freien Fall. Ich bringe es nicht fertig, Christiane diese Nachricht zu erzählen.

Nach einer gefühlten Ewigkeit klingelt das Telefon. Als sich nach dem Annehmen des Gesprächs Herr Dr. Goelz am anderen Ende der Leitung meldet, erstarre ich. Oberarzt Dr. Goelz persönlich am Telefon an diesem Samstagabend! Ohne Zweifel steht fest, dass es schwerwiegende Probleme geben muss. Aufs Schlimmste gefasst, höre ich ihn sprechen: „Wir haben seit einer Stunde größere Schwierigkeiten mit Lottas Atmung. Die Untersuchungen dauern derzeit noch an, Atmung und Kreislauf werden aber zusehends instabiler. Aktuell können wir uns noch nicht wirklich erklären, was vor sich geht. Alles, was wir sehen, ist, dass einer der Lungenflügel starke dunkle Schatten aufweist. Es tut mir leid, dies sagen zu müssen, aber soweit wir die Lage momentan beurteilen können, sieht es nicht gut aus." Mein Kreislauf sackt spürbar zusammen. Vollkommen geschockt sinke ich zu Boden. Tränen der Verzweiflung schießen in meine Augen. Wie durch einen dichten Nebel höre ich Herrn Dr. Goelz sprechen: „Ich möchte Sie bitten zu kommen, sofern dies irgendwie möglich ist. Leider kann ich bei dem aktuellen Verlauf nicht garantieren, ob Lotta so lange stabil bleibt. Bitte fahren Sie trotzdem vorsichtig und passen Sie auf sich auf." Ich atme tief ein. Meine Lunge brennt. Das Sprechen fällt mir hörbar schwer. „Wir werden uns umgehend auf den Weg machen." Trotz meines katastrophalen Zustands schießt mir ein vollkommen klarer Gedanke durch den Kopf. „Herr Dr. Goelz!“ Durchs Telefon spüre ich, wie er auf meine Antwort wartet. „Eine Sache noch – helfen Sie Lotta, soweit es in Ihrer Macht steht. Führen Sie aber bitte keine Maßnahmen durch, um Lottas Leben künstlich zu verlängern. Sie soll selbst entscheiden, wie es weitergeht.“ Überrascht über meine eigene klare Aussage höre ich ihn antworten: „Ich werde dies berücksichtigen. Dies entspricht dem Vorgehen, das wir letzte Woche gemeinsam besprochen hatten. Bis gleich, fahren Sie vorsichtig.“

Zehn Minuten

Schockiert von der unerwarteten und fatalen Wendung sitze ich regungslos auf dem Boden. Erst nach mehreren Sekunden raffe ich mich notgedrungen auf und suche Christiane. Auch ohne Worte spürt sie sofort, dass es dramatische Neuigkeiten gibt. Unter vier Augen erzähle ich ihr von den verheerenden Vorfällen. Wie in Trance packen wir hektisch die notwendigsten Sachen zusammen, um notfalls wenigstens eine Nacht über die Runden zu kommen. Als das Telefon erneut klingelt, zucke ich zusammen. Zitternd nehme ich das Gespräch an. „Eine Sache noch", an der Stimme ist eindeutig Herr Dr. Goelz erkennbar. „Sollen wir eine Nottaufe durchführen, sofern wir Lotta nicht mehr helfen können?" Blankes Entsetzen packt mich, als er das Wort Nottaufe ausspricht. Ohne dies mit Christiane abzustimmen, antworte ich prompt: „Ja bitte, sie soll auf den Namen Lotta Emilia getauft werden. Danke! Bis gleich." Eilig verlassen wir kurz vor dem Essen das Haus unter dem Vorwand, dass es bei Lotta neue Erkenntnisse gibt und wir für ein Arztgespräch benötigt werden.

Als wir im Auto sitzen und losgefahren sind, bricht Christiane in Tränen aus. „Lotta ist schon tot, stimmt's?" Verzweifelt schaut sie mich an. „Nein, ist sie nicht", sage ich bestimmt. „Als ich gerade mit Herrn Dr. Goelz telefoniert habe, hat sie gelebt. Er hat aber auch klar und deutlich gesagt, dass er für nichts garantieren kann. Ihr Zustand wird derart schnell schlechter, dass er keine Prognose abgeben kann. Und …“ Mein Atem stockt, kaum bringe ich die Worte über die Lippen. „… und er hat gefragt, ob er eine Nottaufe durchführen soll, falls es kritisch werden sollte.“ Tränenüberströmt schauen wir uns an. Offensichtlich fehlen Christiane die Worte. „Ich habe ihn darum gebeten, sie auf den Namen Lotta Emilia zu taufen.“ Sie nickt und klammert sich an die Lehne des Sitzes. Mit Tränen verschwommen Augen versuche ich mich aufs Fahren zu konzentrieren. Kraftlos höre ich Christiane sprechen: „Danke, das hätte ich genauso entschieden. Wir hätten sie nicht alleine lassen dürfen, hätten bei ihr bleiben müssen!“ Auch in meinem Kopf hatte sich der Gedanke bereits beim ersten Telefonat mit Herrn Dr. Goelz festgesetzt. Wir hätten bei Lotta bleiben müssen! Wir sind für sie verantwortlich! Verzweifelt diskutieren wir darüber, dass es keinerlei Anzeichen für diesen plötzlichen Notfall gab. Dass Lotta tagelang stabil war. Dass ihr Körper genau auf diesen Punkt gewartet haben muss. Darauf, dass wir die Uniklinik verlassen. Trotz der abendlichen Sommerhitze zittern wir beide die gesamte Fahrt über. Auch die voll aufgedrehte Heizung bringt keine Besserung. Zu tief sitzen der Schock und die böse Vorahnung auf das, was uns erwarten wird.

Als wir angekommen sind, parken wir direkt vor der Uniklinik und gehen zügig durch den Haupteingang zur verschlossenen Tür der Neo. Kurz nachdem wir uns angemeldet haben, öffnet sich die Tür. Die klare Vorstellung von dem, was uns erwarten wird, scheint den Gang dieses Mal noch länger zu machen. Düster, kalt und einsam liegt er vor uns. Gemeinsam nehmen wir den schweren Weg in Angriff. Zu zweit, ganz alleine, laufen wir den Gang entlang. Als wir auf der Mitte des Gangs sind, kommen uns vom anderen Ende zwei Frauen entgegen. Eine von ihnen kann ich als Krankenschwester erkennen, die andere Frau kenne ich nicht. Sie trägt normale Kleidung. Beide laufen zielstrebig auf uns zu. Als wir direkt voreinander stehen, spricht uns die zivil gekleidete Frau an: „Sind Sie die Eltern von Lotta?“ Meine Beine werden weich. Christiane reagiert prompt: „Ja. Lebt sie noch?“ Wie durch einen pechschwarzen Nebel hindurch nehme ich wahr, wie die Frau langsam den Kopf schüttelt und Christiane in den Arm nimmt. „Es tut mir leid, Ihre Tochter ist vor 10 Minuten gestorben.“ Ich klammere mich an Christiane, versuche krampfhaft das Gleichgewicht zu halten. „Lotta ist tot“ geht mir langsam durch den Kopf. Wir sind 10 Minuten zu spät! Z e h n Minuten! Nach einer kurzen Pause fährt die Frau fort: „Ich bin die evangelische Seelsorgerin hier im Haus und wurde von Herrn Dr. Goelz informiert, dass Ihre Tochter im Sterben liegt. Leider habe ich es, wie Sie auch, nicht rechtzeitig geschafft, da es so schnell ging.“ Christiane schaut mich verzweifelt an, richtet sich dann wieder an die Seelsorgerin: „Können wir sie sehen?“ Trotz der Nebelschwaden in meinem Kopf wundere ich mich über die strukturierte Denkweise von Christiane in dieser Situation. Während mein Kopf klare Gedanken verweigert, ist sie der wichtige Fels in der soeben untergehenden Welt. Die Seelsorgerin nickt uns zu. „Natürlich, lassen Sie uns gemeinsam hingehen.“ Wie in Trance laufe ich den Frauen mit Christiane an meiner linken Seite hinterher.

Als wir den Raum betreten, fällt mein Blick unmittelbar auf den offenen und leeren Inkubator. Erst jetzt realisiere ich Lottas Tod. Ohne Inkubator ist Lotta nicht lebensfähig! „Alles ist vorbei!“, schießt mir durch den Kopf. Es ist unausweichlich! Verschwommen kann ich Lottas Krankenschwester erkennen, die links vom Inkubator sitzt. Sie hat Lotta auf dem Arm, die in Christianes Halstuch gewickelt ist. Traurig schaut sie zu uns herüber – auch ohne Worte sind wir zutiefst verbunden. Christiane durchquert langsam den Raum. „Darf ich sie auf den Arm nehmen?“ Vollkommen erstarrt verfolge ich, wie Christiane sich von der Krankenschwester ganz vorsichtig das Kissen geben lässt, auf dem Lotta liegt.

Mit Lotta auf dem Arm kommt sie tränenüberströmt auf mich zu. Wir setzen uns nebeneinander auf die beiden freien Stühle. Lotta liegt in ihren Armen. Sie hat puterrote Backen. Ich streiche ihr über die Wangen, die sich ganz sanft und weich anfühlen. Endlich sitzen wir als Familie vereint zusammen. Ohne die bisherige Trennung durch den Inkubator. Eine vollkommen zerbrochene Familie! Ich lege meine linke Hand um Christiane, die rechte Hand um Lotta; umarme die wichtigsten Menschen in meinem Leben. Während ich ganz deutlich spüre, wie Christiane trotz der unendlichen Verzweiflung und Trauer eine immer größere innere Ruhe und Stärke ausstrahlt, bricht für mich in diesem Moment innerlich eine Welt zusammen. In mir zerplatzt der große Traum unserer gemeinsamen Zukunft mit Lotta, auf den wir unbeirrbar hingearbeitet haben. Zurück bleibt nichts als eine unendliche Leere. Die scheinbar unerschütterliche Hoffnung und der unbändige Wille dazu, jede sich nur bietende noch so kleine Chance zu nutzen, sind auf einen Schlag zerbrochen. Der Mensch, der die letzten Wochen unverrückbar im Mittelpunkt unseres Lebens stand, hat es nicht geschafft. Die Aufgabe war zu groß! „Keine

Chance" schießt mir durch den Kopf. Auch wir werden es nicht schaffen! Dieser Augenblick, diese Bilder werden uns bis an unser Lebensende begleiten. Vielmehr: verfolgen. Christiane drückt Lotta fest an sich, streicht ihr immer und immer wieder übers Gesicht. Sie lächelt. „Endlich kann ich sie im Arm halten. Unsere kleine Lotta!" Endgültig kapituliere ich vor dieser Situation. Mein Kopf fällt gegen Christianes Schulter. Vor lauter Tränen kann ich nichts mehr erkennen. Christiane nimmt mich in den rechten Arm, Lotta weiterhin fest im linken Arm haltend. Fast wie damals auf unserer Wolke sitzen wir vereint zusammen. Wie kann ein Mensch damit umgehen, dass er sein über alles geliebtes, totes Kind im Arm hält? Sich von ihm verabschieden muss, es aber eigentlich noch gar nicht kennenlernen durfte? Unsere tapfere Lotta, die wir nur vier Tage bei uns haben durften!

Nach einer Ewigkeit schaue ich auf und sehe Herrn Dr. Goelz gegenüber von uns stehen. „Es tut mir leid. Wir konnten Lotta nicht mehr helfen. Sie hat sehr schnell und deutlich entschieden." Er schaut uns ganz ruhig an, macht eine längere Pause. „Wie am Telefon angedeutet, hatten wir heute Nachmittag ganz unvermittelt große Probleme mit Lottas Atmung. Bei den Untersuchungen konnten wir ganz deutlich sehen, dass der linke Lungenflügel immer dunkler wurde. Unsere Maßnahmen haben leider keine Wirkung gezeigt, Atmung und Kreislauf wurden immer instabiler. Den schnellen Verlauf und die immensen Probleme mit der Lunge können wir uns bis jetzt medizinisch nicht schlüssig erklären. Zusätzlich zu diesen Symptomen kam es zu einer größeren Hirnblutung, die große Auswirkungen auf das Gehirn hatte. Wie besprochen haben wir in diesem Stadium keine weiteren lebenserhaltenden Maßnahmen mehr unternommen." Erneut macht er eine kurze Pause. „Lotta hat es selbst ganz deutlich entschieden, daran bestand für uns kein Zweifel. Ich habe versucht, sie am Leben zu halten, bis Sie beide ankommen. Als klar war, dass sie es nicht schaffen wird, haben wir ihr ein Beruhigungsmittel gegeben, alle Versorgungen abgemacht und sie aus dem Inkubator genommen. Sie ist ganz ruhig auf den Armen unserer Krankenschwester eingeschlafen. Wir waren die gesamte Zeit über direkt bei ihr, haben sie im Arm gehalten und mit ihr gesprochen. Ich kann Ihnen versichern, dass sie durch das Beruhigungsmittel keinerlei Schmerzen hatte." Wieder macht er eine Pause, schaut uns noch immer ganz ruhig an. „Da unsere Seelsorgerin es bei dem schnellen Verlauf ebenfalls nicht rechtzeitig geschafft hat, habe ich, wie besprochen, eine Nottaufe durchgeführt, bevor sie gestorben ist. Sie ist auf den Namen Lotta Emilia getauft." Längst bin ich tränenüberströmt. Mein Kopf dröhnt dumpf, der ganze Körper zittert. Gleichzeitig empfinde ich eine unendliche Achtung und eine tiefe Dankbarkeit für diese übermenschliche Leistung. Lotta war trotz unserer Abwesenheit nicht alleine! Es waren Menschen um sie herum, die sich hingebungsvoll und voller Liebe in dieser für sie so schwierigen Phase um sie gekümmert haben. Herr Dr. Goelz fährt fort: „Nehmen Sie sich alle Zeit, die Sie brauchen. Wenn Sie später etwas zur Ruhe gekommen sind, würde ich gerne nochmals mit Ihnen sprechen. Melden Sie sich einfach bei mir."

Als er den Raum verlassen hat, schaue ich mich langsam um. Ich stelle verwundert fest, dass kein einziger Monitor Signale von sich gibt. Lottas Monitor ist ausgeschalten. Das Kind neben ihr liegt nicht in seinem Bett. Wahrscheinlich wurde es bei den aufkommenden Turbulenzen in einen anderen Raum verlegt. Auf dem Tisch neben Lottas Inkubator stehen eine elektrische Kerze und eine Bibel. Mein Blick wandert zurück zu Lotta. Trotz der gähnenden, bodenlosen Leere empfinde ich erstmals auch einen Anflug von Dankbarkeit. Die unendliche Liebe zueinander hat uns vier so wichtige und einmalige Tage zusammen geschenkt! Noch nie zuvor hatte ich einen Menschen in der Weise geliebt wie Lotta. Jede Sekunde, die wir mit ihr verbringen durften, war Gold wert! Gleichzeitig wird ab jetzt bis unser Lebensende jede Sekunde leerer und sinnloser sein. Es gibt so viel, das wir Lotta auf dieser Welt zeigen wollten! So viel, dass sie verdient hätte zu erleben!

Wieder und wieder schaue ich Lotta an. Ich streichel ihr über die puterroten Backen. Abwechselnd halten Christiane und ich den winzigen größten Menschen in unserem Leben auf dem Arm. Wir drücken sie das erste Mal überhaupt fest an uns. Am liebsten würde ich mich neben Lotta legen, sie in den Arm nehmen und für immer halten. Nie wieder loslassen. Nie wieder aufstehen und zu dem jetzt leeren und sinnlosen Leben zurückkehren! Der ständige heftige Stimmungswechsel zwischen blankem Entsetzen und tiefer Dankbarkeit beginnt mich aufzufressen. Tiefe Verzweiflung einerseits, tiefer Stolz und Glück mit Lotta zusammen andererseits. Der Stress der letzten Tage beginnt sich zu lösen. Ebenso wie die Panik davor, dass Lotta etwas zustoßen könnte. Ganz langsam fällt die Anspannung Stück für Stück ab und weicht der vollkommenen Leere und Sinnlosigkeit, die sich mehr und mehr ausbreiten.

Nachdem wir zusammen mit Lottas Krankenschwester und der Seelsorgerin für Lotta gebetet und gesungen haben, beschließen wir, kurz zu Herrn Dr. Goelz zu gehen. Ruhigen Gewissens geben wir den wichtigsten Mensch in unserem Leben in die Obhut seiner Krankenschwester. Als wir ankommen, sitzt Herr Dr. Goelz an seinem Schreibtisch. Gemeinsam setzen wir uns an den runden Tisch in der Mitte des Raumes. Bevor er etwas sagen kann, bedanke ich mich aufgelöst bei ihm und seinem Team für die grandiose Unterstützung. Zu jeder Zeit – auch nach Lottas Tod heute – haben wir uns an der Uniklinik exzellent betreut gefühlt!

Nachdem wir uns nochmals über den Verlauf vor Lottas Tod unterhalten haben, überreicht uns Herr Dr. Goelz ihren Taufschein. Nach dem Ausfüllen schaut er uns fragend an. „Eine Sache möchte ich mit Ihnen noch besprechen." Überrascht frage ich mich, was es noch geben könnte. „Wie vorher beschrieben, ist der plötzliche und rasante Zusammenbruch von Lotta für uns medizinisch nicht erklärbar. Aus medizinischer Sicht ist dies für uns natürlich auch eine unangenehme Situation, da wir im Unklaren darüber sind, was wirklich vorgefallen ist. Waren die eingeleiteten Maßnahmen in dieser Situation optimal oder hätten andere Maßnahmen vielleicht eher geholfen, die wir ohne die genaue Diagnose zu kennen aber verworfen haben. Ich möchte Sie daher fragen, ob Sie mit einer Untersuchung von Lotta, d.h. einer Obduktion einverstanden sind. Ausgenommen von der Obduktion wäre Lottas Kopf, da die Hirnblutung aus unserer Sicht nachgelagert passiert ist und wir uns diese schlüssig erklären können." Prüfend schauen Christiane und ich uns an, während er fortfährt.

„Wir haben exzellente Mediziner an der Uniklinik, die diese Untersuchung sehr pietätvoll durchführen. Zudem würde ich bei der Untersuchung auch persönlich anwesend sein. Sie müssen nicht sofort entscheiden. Zudem sind Sie nicht verpflichtet, Ihr Einverständnis zu geben.“ Nachdem er fertig gesprochen hat, schaut mich Christiane kurz an. Ich kann deutlich erkennen, dass wir spontan den gleichen Entschluss gefasst haben. Unmerklich nicke ich ihr zu. Sie wendet sich an Herrn Dr. Goelz. „Wir stimmen der Obduktion zu. Bitte geben Sie uns Bescheid über das Ergebnis der Untersuchung.“ Nachdem Herr Dr. Goelz sich Notizen gemacht hat, schaut er wieder auf. „Ich werde Sie natürlich informieren. Lassen Sie sich jetzt die Zeit, die Sie brauchen. Wir schlagen vor, dass Lotta nicht in die Pathologie kommt, nachdem Sie sich verabschiedet haben. Wir würden sie stattdessen in unseren Andachtsraum bringen. Sie kann dort bis Montag oder Dienstag in aller Stille bleiben und muss nicht in der Pathologie sein. Der Raum ist nicht zugänglich und abseits des hektischen Klinikalltags. Wenn Sie zu ihr möchten oder es in den nächsten Tagen oder Wochen sonstige Fragen oder Anliegen gibt, lassen Sie es uns jederzeit wissen.“ Kraftlos erschlagen bedanken wir uns bei Herrn Dr. Goelz und gehen zurück zu Lotta.

Als wir den Raum betreten, sitzt ihre Krankenschwester, wie bei unserer Ankunft, auf dem Sessel gegenüber der Tür und hält Lotta im Arm. Sie ist deutlich sichtbar eingewickelt in Christianes Halstuch. Auf dem Kopf hat sie eine winzig kleine, selbstgestrickte knallbunte Wollmütze. Überrascht schaue ich ihre Krankenschwester an – eine Wollmütze im Sommer? Sie lächelt. „Ich habe Lotta eine Mütze angezogen. Sie hat doch so sehr gefroren nach der Geburt. Mit der Mütze hat sie es wärmer!“ Trotz der skurrilen Situation muss ich lachen. Die Mütze passt trotz Lottas winzigem Kopf perfekt. Sie ist wie für ihn gemacht. Wieder halten wir Lotta abwechselnd im Arm. Nach der langen Zeit zusammen mit Lotta, vor dem Gespräch mit Herr Dr. Goelz, habe ich den Eindruck, dass sie sich verändert. Ihr Körper wirkt nicht nur kälter, sondern auch lebloser als vorhin. Es scheint, als ob nur noch ihr Körper zurückgeblieben ist.

Schweren Herzens beschließen wir nach einer Ewigkeit, uns von Lotta zu verabschieden. Mit ihrer Krankenschwester ist vereinbart, dass wir sie gemeinsam in den Andachtsraum bringen und vorher noch Bilder von ihr zusammen mit uns machen. Als die Bilder gemacht sind, drückt uns Lottas Krankenschwester eine Schachtel in die Hand. „Wir haben Ihnen ein paar Andenken an Ihre Tochter eingepackt. Utensilien wie Windeln oder Schnuller, mit denen wir sie täglich versorgt haben.“ Sprachlos nehme ich dankbar den Karton entgegen. Gemeinsam betten wir Lotta auf Christianes Halstuch in ein kleines Bastkörbchen. Den kleinen Schutzengel, den sie von ihrer Patentante auf den Weg mitbekommen hat, legen wir neben sie in das Körbchen. Mit ihrer Mütze auf dem Kopf sind somit nur noch die verschlossenen Augen, die Nase und der Mund sichtbar. Ganz deutlich spüre ich, wie die Ereignisse der letzten Stunden mich maßlos emotional, aber auch körperlich überfordern. Bevor wir losgehen, schaue ich Christiane fragend an. Auch ohne Worte scheint sie meine Frage zu verstehen. „Ich möchte Lotta gerne in den Gebetsraum tragen, wenn Du nichts dagegen hast.“ Einverstanden nicke ich ihr zu.

Niedergeschlagen machen wir uns auf den Weg zum Andachtsraum. Um den Weg ungestört gehen zu können, nehmen wir das Personal-Treppenhaus auf der Rückseite der Intensivstation. Die Schachtel fest umklammernd laufe ich hinter Lottas Krankenschwester und Christiane mit Lotta im Arm her. Lottas Tod ist ein Ereignis, dessen Entwicklung wir selbst nicht in der Hand hatten. Ohne Zweifel wird dieses Ereignis unser gesamtes Leben auf einen Schlag verändern! Wie sollten wir jemals mit dieser katastrophalen Geschichte weiterleben? Wie sollten wir jemals Lottas Tod akzeptieren, wo der Abschied jetzt kurz bevorstand?

Zwei Stockwerke weiter oben verlassen wir das Treppenhaus und stehen nach wenigen Schritten vor einer Türe mit unbeschriftetem Türschild. Als die Türe aufgeschlossen ist, betreten wir den kleinen Raum. In der Mitte steht ein schlichter kleiner Holztisch. An der Wand rechts sind vier Stühle aufgestellt. Behutsam stellt Christiane den Bastkorb mit Lotta auf der Mitte des Holztischs ab. Gemeinsam knien wir um Lotta herum, streicheln ihr über die noch immer puterroten Backen. „Es gibt nichts mehr, das wir noch für Dich tun können“, denke ich zutiefst resigniert. Als wir uns von ihr verabschiedet haben, verlassen wir den Raum und bedanken uns bei Lottas Krankenschwester für die grenzenlose Unterstützung weit über ihren eigentlichen Feierabend hinaus. Zutiefst verzweifelt greift Christiane meine Hand, als wir uns auf den Rückweg zum Auto machen. Gemeinsam wanken wir Richtung Treppenhaus. Mit jeder Stufe nach unten realisiere ich ein Stück mehr die grausamen Ereignisse der letzten Stunden. Nach dem kurzen Glück mit Lotta im Arm rückt ihr Tod als einzige

Gewissheit in den Vordergrund. Wir verlassen zum ersten Mal in unserem Leben die Uniklinik, ohne einen einzigen Funken Hoffnung für Lotta zu haben! Es gibt keinerlei Chance mehr auf ein Leben mit ihr! In diesem Moment schwappt die bereits vorher nicht zu ertragende Stimmung in mir über. Krampfhaft halte ich mich an Christiane fest. Die meterhohen emotionalen Wellen überfluten mich in Sekundenbruchteilen wie ein Tsunami einen bis dahin mit Leben gefüllten Strandabschnitt. Nachdem das Wasser auf seinem zerstörerischen Weg zurück jeden noch so kleinen Hauch von Leben und Liebe mit sich ins Meer gerissen hat, ist das Ausmaß der Verwüstung unerträglich. Die gesamte noch bis vor kurzem existierende Lebensgrundlage ist zerstört. Übrig bleibt nichts als eine vollkommene Leere und Sinnlosigkeit des Daseins, die von einer tödlichen Stille umgeben wird.

Orientierungslosigkeit

Weiße Schleier ziehen wie Nebelschwaden verschwommen über mich hinweg. Erst nach und nach realisiere ich, dass es sich um eine weiße Holzdecke über mir handelt. Vollkommen bewegungsunfähig scheine ich auf dem Rücken zu liegen. Mitten in der Orientierungslosigkeit kommt die Frage auf, wo ich mich überhaupt befinde. Es fühlt sich an, als wäre mein Kopf durch dutzende Schraubzwingen zusammengepresst. Ein Zustand, der nur durch einen gigantischen Alkoholkonsum zustande gekommen sein kann! Verzweifelt versuche ich zu rekonstruieren, was mich hierher geführt hat. In den Zustand einer offensichtlich körperlichen und geistigen Ruine. Was war gestern nur vorgefallen? Vollkommen erschöpft schließe ich wieder die Augen. Erst ganz langsam taucht die Realität Stück für Stück in meiner Erinnerung auf. Die Ereignisse heute Nacht fügen sich schmerzhaft Teil für Teil wie ein Puzzle zusammen. Am Ende gipfelt die Erinnerung in einer zentralen unverrückbaren Gewissheit: Lotta ist tot! Wir haben gestern den wichtigsten Menschen in unserem Leben verloren! Schockiert schlage ich die Augen auf, hebe den Kopf leicht an, realisiere, dass ich mich in unserem eigenen Schlafzimmer befinde. Rechts von mir liegt Christiane und schläft.

Niedergeschlagen lasse ich den Kopf zurück aufs Kissen fallen. Die unendliche Leere und Sinnlosigkeit ist auf einen Schlag wieder zurück. Ganz klar taucht Lotta mit ihren puterroten Backen vor mir auf. Das winzig kleine, herzige Gesicht! Erschrocken nehme ich ihre geschlossenen Augen wahr: Noch nie haben wir ihr in die Augen schauen dürfen! Niemals werden wir dies tun können! Trotz der Geburt durfte sie keine einzige Sekunde das Licht der Welt erblicken! „Warum?“, hallt es panisch durch meinen Kopf. Verzweifelt frage ich mich, wie wir irgendwann mit dieser Gewissheit leben sollen. Wie haben wir überhaupt die Heimfahrt und die letzte Nacht überstanden? Bei unserer Ankunft Zuhause – mitten in der Nacht – war das Haus nicht leer und leblos gewesen. Unsere Familie hatte die endlos langen Stunden in unserem Wohnzimmer ausgeharrt. Gemeinsam versuchten wir nach unserem Eintreffen – überwiegend wortlos – den Verlust von Lotta zu tragen. Auch in diesem Kreis war deutlich spürbar, dass jeder Einzelne beim Tod von Lotta vor einer unlösbaren Aufgabe stand.

Nach dem Aufstehen laufen Christiane und ich orientierungslos durch das verlassene Haus. Nach minutenlanger zielloser Wanderung beschließen wir, trotz fehlendem Hunger, etwas zu essen. Alle Rollläden im Erdgeschoss sind heruntergelassen. Der sonst lichtdurchflutete Raum ist hermetisch abgeriegelt von der Außenwelt. Während draußen die Sonne den eigentlich schönen Tag mit Licht überflutet, herrscht um uns herum eine dunkle, leblose Stimmung. „Wie in einer Grabkammer“, denke ich erschrocken. Seit dem alles entscheidenden ersten Feindiagnostiktermin hat sich das anfängliche Gefühl bis zum heutigen Stillstand mehr und mehr gefestigt: Die Welt um uns herum, auf der wir irgendwann einmal gelebt haben, in der wir uns jeden Tag bewegt haben, existiert nicht mehr! Nach dem damaligen plötzlichen Absturz von der Scheibe schweben wir nach wie vor in einem luftleeren Raum, vollkommen ohne Bezug zum gesellschaftlichen Alltag. Langsam, aber sicher scheinen wir in der dunklen Grabkammer am Tiefpunkt angekommen zu sein. Wieder einmal stelle ich mir verzweifelt die Frage, ob sich dieser Zustand noch weiter zuspitzen wird. Wie tief werden wir noch fallen? Und wird es nach dem wochenlangen Fall jemals wieder möglich sein, aus dem endlos tiefen, schwarzen Loch aufzusteigen? Werden wir irgendwann wieder zurück zu einem normalen Alltag finden? Wird irgendwann wieder der Wille vorhanden sein, nach dem Tod von Lotta einen normalen Alltag überhaupt zuzulassen? Mit welcher Motivation sollte ein Alltag wieder stattfinden? Vor nur sieben Wochen war unsere Welt mit dem kleinen Zwerg im Bauch noch ein unbeschwerter Traum gewesen. Unser Leben hatte sich seitdem rasant gewandelt und hatte sich gestern Abend in wenigen Minuten entschieden, als Lotta nach dem stabilen Verlauf der letzten Tage trotz allem vollkommen unerwartet gestorben ist!

Niedergeschlagen planen wir die nächsten Schritte. Permanent steht eine zentrale Frage im Raum: Was machen wir hier eigentlich? Lotta war rechnerisch noch nicht einmal ganz fünf Tag alt. Normalerweise wäre es jetzt an der Zeit, alle vorhandenen Kinderutensilien auszupacken und in aller Eile einen Kinderwagen auszusuchen, da wir dessen Kauf vorsorglich auf einen späten Termin verschoben hatten. Wir dagegen vereinbarten einen Termin beim Bestatter, um einen Kindersarg auszusuchen und die Beerdigung vorzubereiten! Mitten in unseren Vorbereitungen der Beerdigung klingelt das Telefon. Ganz unerwartet an diesem Sonntagvormittag erkenne ich Christianes Frauenärztin Frau Heil am anderen Ende der Leitung. Wir hatten sie kurz nach der Geburt von Lotta über den aktuellen Stand informiert. Überrascht höre ich, dass sie heute Notdienst hat und sich erkundigen möchte, wie es uns geht. Während ich ihr von den Ereignissen der letzten Nacht erzähle, fällt mir ein Stein vom Herzen. Verzweifelt haben wir uns bereits heute Morgen gefragt, ob Christiane zum Notdienst gehen muss, da sie nach dem Kaiserschnitt und den für sie zu stressigen letzten Tagen starke Schmerzen hat.

Fünfzehn Minuten nach dem Telefonat stehen wir in der Arztpraxis. In der ruhigen Atmosphäre der Praxis erzählen wir Frau Heil detailliert von den Ereignissen der letzten Tage. Auch sie ist sichtlich mitgenommen von Lottas plötzlichem Tod und nimmt Anteil an unserer Trauer. Trotzdem werden wir von ihr wie völlig normale Menschen behandelt. Menschen, die eben tragischerweise ein Kind verloren haben. Bei der Untersuchung nach dem Gespräch ist der Grund für die starken Schmerzen schnell geklärt: Christiane hat sich in den turbulenten letzten Tagen nach dem Kaiserschnitt eine Entzündung zugezogen. Ernst schaut Frau Heil uns an: „Sie bekommen momentan auch alles ab, was nur geht. Mit der Entzündung ist nicht zu spaßen! Gönnen Sie sich in den nächsten Tagen trotz der bevorstehenden schwierigen Aufgaben unbedingt Ruhe. Sie müssen viel liegen, damit die Entzündung nicht stärker wird! Normalerweise wären Sie seit der Geburt die nächsten Wochen im Wochenbett. Die turbulenten letzten Tagen haben dies nicht zugelassen, ab sofort müssen Sie sich aber unbedingt schonen."

Komm Heim

Am Nachmittag sitzen wir in unserer Grabkammer in den letzten Zügen der Danksagungskarte. Bei der großen Anteilnahme und Hilfsbereitschaft während der gesamten Zeit haben wir uns dazu entschlossen, Danksagungskarten drucken zu lassen. Die Schwierigkeit lag darin, eine Danksagungskarte zu entwerfen, die Lotta in ihrer Kindlichkeit gerecht wurde. Alle gesichteten Vorlagen entsprachen durchweg nicht unseren Vorstellungen. Erst als der unmöglich erscheinende Einstieg in den Text der Karte gefunden ist, scheint sich vieles wie von selber zu ergeben. Elementar wichtig ist, dass die Karte lebendig geschrieben sein soll. Zudem wollen wir Lotta als Persönlichkeit in den Vordergrund stellen, da sie dies unserer Meinung nach auch tatsächlich ist. Nach unzähligen Korrekturschleifen liegt die Karte ausgedruckt vor uns. Trotz aller Verzweiflung sind wir beide sehr zufrieden. Auf der Vorderseite der Karte ist ein Engel zu sehen. Innen ist auf der linken Seite ein Gedicht und rechts daneben der eigentliche Text abgedruckt. Persönliche Worte planen wir über ein Einlegeblatt beizufügen. Zutiefst gerührt lesen wir gemeinsam die Karte.

Der Weg war steinig,
der Berg war hoch,
der Wille war immens,
aber die Kraft zu schwach
und der Atem zu kurz –
da nahmen sie die Engel
in die Arme und sprachen:
„Komm heim.“

In unendlicher Trauer nehmen wir Abschied
von unserer geliebten Tochter

Lotta Emilia

* 07.08. † 11.08.

Unsere kleine Lotta ist eine herausragende Persönlichkeit, die trotz ihres schweren Starts ins Leben mutig gekämpft hat bis zum Schluss. Immer wieder hat sie gezeigt, dass sie bei uns sein möchte. Am Ende mit schwindenden Kräften besaß sie aber die Stärke zu gehen, im sicheren Wissen, dass sie gleichzeitig immer ein geliebter und unvergesslicher Teil von uns bleiben wird. Trotz unfassbarer Trauer sind wir stolz und dankbar, sie kennen und lieben zu dürfen.

Wir möchten uns bei unseren Familien und Freunden bedanken, die uns durch diese schwere Zeit begleitet haben. Besonderer Dank gilt auch allen Ärzten und pflegenden Kräften für die herausragende medizinische Betreuung und die jederzeit wertschätzende Unterstützung.

Christiane und Marcel

Von Liebe bestimmt

Am Montag merken wir, dass nach dem eher planlosen Vortag die Vorbereitungen für die Beerdigung in Gang kommen. Für die Beerdigung sind viele kleine und große Punkte zu entscheiden. Nach längerer und kontroverser Diskussion haben wir uns bereits am Sonntag dazu entschlossen, ausschließlich unser engstes Umfeld einzuladen. Auch wenn weitere Personen gerne Anteil genommen hätten, konnten wir uns eine Beerdigung ausschließlich im kleinen Kreis vorstellen. Die Trauerfeier sollte zudem auf keinen Fall in der geräumigen Aussegnungshalle, sondern direkt am Grab stattfinden. In der Halle konnten wir uns die kleine Gruppe von ungefähr 20 Personen und den winzigen Sarg unter keinen Umständen vorstellen. Bereits gestern hatten wir einen Termin mit einem Bestatter vereinbart. Er wird Lotta auch abholen. Für die Trauerfeier hatten wir zudem einen großer Wunsch: Herr Weidle, unser evangelischer Pfarrer, sollte unbedingt die Trauerrede halten und die Gestaltung mit uns übernehmen. Er hat vor vier Jahren unsere Trauung gehalten. Der Kontakt ist seitdem nicht abgebrochen. Gemeinsam mit seiner einfühlsamen und unkomplizierten Art konnten wir uns die Gestaltung der Trauerfeier nach unseren persönlichen Wünschen vorstellen. Wie sich bei einem Telefonat mit ihm herausstellte, hatten wir Glück und er konnte die Trauerfeier übernehmen.

Unklar war nach wie vor, ob wir nochmals zu Lotta fahren sollten. Beide hatten wir das Gefühl, uns von ihr in der Klinik wirklich und endgültig verabschiedet zu haben. Nach ihrem Tod war nur noch die äußere Hülle übrig geblieben. Ihre Persönlichkeit, ihre Seele hatte sich unserem Empfinden nach bereits während unserer Zeit mit ihr nach dem Tod gelöst. Wir merkten nach den vielen Tagen in der Klinik ganz klar, dass unsere Kraftreserven mehr als aufgebraucht waren. Allein die Organisation der Beerdigung kam einer Aufgabe gleich, die uns in der aktuellen Situation – ehrlich betrachtet – über unsere Belastbarkeit hinaus forderte. Viele Diskussionen zwischen uns über die Gestaltung der Beerdigungen waren sehr wichtig, überforderten uns aber zusammen mit dem Tod Lottas maßlos.

Bereits am späten Vormittag hatten wir den Termin beim Bestatter hinter uns gebracht. Während er sich um die Formalitäten und die Überführung von Lotta kümmern würde, hatten wir darauf bestanden, die Gestaltung und Organisation der Beerdigung selbst zu übernehmen. Zudem mussten wir noch einen Platz für Lotta auf dem Friedhof aussuchen. Im Anschluss an den Termin hielten wir in der Druckerei die insgesamt 120 Danksagungskarten in den Händen. Nachdem wir unser engstes Umfeld nach und nach am Wochenende über den Tod von Lotta informiert hatten, trudelten bereits am Montag die ersten Beileidskarten ein. Sogar ein Blumenstrauß wurde über einen Boten zugestellt, der unser Zuhause an diesen tristen Tagen etwas aufhellte. Vorsorglich hatten wir bei der Druckerei bereits Einlageblätter mitgenommen, die wir zu schreiben begannen. Es war uns wichtig, zu jeder einzelnen Karte persönliche Worte zu schreiben. Wir hatten auf dem schwersten Weg unseres Lebens unendlich viel Hilfe und Unterstützung erfahren dürfen, ohne die wir es nicht bis hierher geschafft hätten. Obwohl dies niemals in der Gänze in Worte gefasst werden konnte, war jede einzelne Karte ein kleiner Dank, den wir zurückgeben konnten.

„Steht im Glauben fest. Seid mutig und stark. Alles, was ihr tut, soll von der Liebe bestimmt sein." Ganz langsam und bedächtig liest Herr Weidle an diesem Mittwochmorgen die Worte vor, die wir sofort als unseren Trauspruch erkennen. Nachdenklich schaut er uns an. „Ganz bewusst haben wir uns den Spruch damals aus Ihren Vorschlägen ausgesucht. Bei unserem Telefonat vorgestern ist mir der Trauspruch sofort eingefallen, als Sie mir von dem Tod Ihrer Tochter erzählt haben. Der Spruch scheint wie für diese Situation gedacht!" Erneut nimmt er unsere Danksagungskarte in die Hand, die wir ihm, zusammen mit den Bildern von Lotta, während unseren Schilderungen der letzten Tage und Wochen gezeigt haben. „Alles, was ihr tut, soll von der Liebe bestimmt sein – wenn ich Ihren Text auf der Karte lese und sehe, wie Sie trotz aller Trauer und Verzweiflung mit dieser Situation umgehen, bewundere ich das Ausmaß der Liebe, die Sie trotz des Todes zeigen! Entschuldigen Sie die Formulierung von mir als evangelischem Pfarrer, aber man kann ohne Zweifel sagen, dass Sie trotz aller Liebe in den vergangenen Tagen und Wochen durch die Hölle gegangen sind!" Fasziniert nimmt er das Bild von Christiane bei Lotta am Inkubator in die Hand. „Eine Handvoll Leben. Und doch vollkommen ausgebildet. Ein kleines Wunder! Sehr bewegt bin ich auch von der Nottaufe, die Lotta durch Ihren Oberarzt erhalten hat. Genau für diese Situationen ist eine Nottaufe gedacht. Alles, was ihr tut, soll von der Liebe bestimmt sein – auch dies zeigt sich deutlich in der Nottaufe. Ich möchte vorschlagen, dass wir Ihren Trauspruch auch als Taufspruch von Lotta verwenden." Zutiefst berührt schauen wir ihn an und nicken ihm wortlos zu.

Gemeinsam gehen wir den Ablauf der Beerdigung durch. Lottas Sarg sollte nicht am Boden, sondern auf einem kleinen Tisch aufgebahrt werden. Auf keinen Fall wollen wir auf sie hinunterschauen. Sie ist trotz ihrer winzigen Körpergröße ein gleichwertiger Teil unserer Familie. Zwar hatte niemand außer uns beiden sie live sehen können, jedoch war sie mit ihrer einzigartigen Persönlichkeit durch unsere Erzählungen und die vielen Bilder und Videos zweifelsfrei ein Familienmitglied geworden. Neben dem Sarg soll eigentlich ein Bild von ihr stehen. Leider hatten wir trotz der vielen Bilder noch keinen Favorit gefunden. Überrascht schaut uns Herr Weidle an. „Schauen Sie", in der linken Hand hält er eines der Fotos hoch. „Dieser Bildausschnitt, in dem Lottas winzige Hand Ihren Finger hält, stellt eine Verbindung zu Ihrer Tochter dar, die mehr sagt als tausend Worte." Fasziniert betrachten wir das Bild. Auf diesen kleinen isolierten Bildausschnitt hatten wir nicht geachtet.

Als Christiane von unserer letzten Fahrt zu Lotta erzählt, ist die Situation merklich angespannt. „Wir hätten Lotta niemals alleine lassen dürfen! Vielleicht hat sie aber darauf gewartet? Konnte oder wollte sie nicht in unserer Anwesenheit gehen? Trotzdem verstehe ich nicht, warum so etwas passieren muss: Wie kann Gott so etwas zulassen? Ein so kleines Kind, bei dem alles derart schlecht lief!“ Gespannt schaue ich Herrn Weidle an. Diese Fragen hatten uns in den Vorbereitungen der Beerdigung intensiv beschäftigt. Scheinbar konnten wir keine Antwort darauf finden. Nach einer kurzen Pause schaut er Christiane verständnisvoll an. „Ich begegne in meinen Trauergesprächen immer wieder ähnlichen Erlebnissen. Sterbende, die offenbar darauf warten, bis ihre Angehörigen nicht da sind; die offensichtlich nicht loslassen können in Anwesenheit der Menschen, die sie am meisten lieben.“ Nachdenklich hält er kurz inne. „So hart dies klingen mag: Wir gehen immer davon aus, dass Gott alles wohlwollend und gut macht. Wir kennen in unserem Weltbild eigentlich nur den anklagenden Glauben. Achten Sie darauf, die Situation trotz aller Verzweiflung nicht zu pauschal zu bewerten. Es war weder in Ihrem Leben noch in dem von Lotta alles schlecht, auch wenn dies verständlicherweise gerade jetzt auf den ersten Blick so aussehen mag. Insgesamt hatten sie auch sehr viel Glück und schöne Momente, die momentan aber in der Trauer noch untergehen.“

Offen waren die Fragen, ob wir Lottas Sarg selber von der Aussegnungshalle bis zum Grab tragen konnten und ob dieser nach der Trauerfeier abgelassen werden würde. Bereits beim Aussuchen der Blumen hatten wir über diese Fragen sehr kontrovers diskutiert. Offensichtlich war es wichtig, Lotta vor den Augen aller Anwesenden abzulassen, um sich von ihr richtig zu verabschieden. Unsere Vorstellung sah gänzlich anders aus: Unter allen Umständen wollten wir, dass wir uns von dem winzig kleinen Sarg „auf Augenhöhe“ verabschiedeten. Die Tatsache, dass sie tot im Sarg lag, weckte aus unserer Sicht bereits Verständnis genug für die Endgültigkeit der Lage. Keinesfalls konnten und wollten wir den kleinen Sarg mit Lotta im Boden versinken sehen. Nach einer kurzen Diskussion ergreift Herr Weidle das Wort: „Ich schreibe auf, dass der Sarg oben stehen bleibt. Wenn Sie sich anders entscheiden, melden Sie sich kurz bei mir. Und wenn Sie sich am Freitag kurz vor Ende der Beerdigung anders entscheiden sollten, dann lassen Sie es mich durch kurze Worte oder ein Handzeichen wissen. Genauso machen wir es mit dem Tragen des Sargs. Lassen Sie uns spontan entscheiden, ob Sie diese Aufgabe in der Situation übernehmen können oder nicht." Erleichtert schauen wir uns an. Es war gerade auch diese unkomplizierte Art, die wir uns gewünscht hatten auf diesem so schweren Weg. Als Herr Weidle fertig geschrieben hat, schaut er uns eindringlich an. „Dies gilt übrigens auch für alle anderen Punkte. Wir werden alles so gestalten, wie es die Situation zulässt. Gerne auch spontan. Achten Sie aber darauf, dass Sie die Beerdigung, zum Beispiel durch hoch emotionale Lieder, nicht unnötig schwer machen. Es wird für uns alle – auch für mich – ein schwieriges Ereignis werden. Worte zu finden ist eigentlich fast unmöglich in Anbetracht dieses Todes. Gerne würde ich den Text Ihrer Danksagungskarte einbinden, da ich keinesfalls persönlicher und besser die Situation ausdrücken kann." Gemeinsam nicken wir ihm zu. Er fährt fort: „Es ist niemand zu verdenken, dass man an einem solchen Anlass auch heftig ins Schleudern oder Stocken gerät. Dies kann auch mir passieren." Dankbar schauen wir ihn an. Gerade in dieser schwierigen Situation ist er für uns eine wichtige Stütze.

Einen Tag vor der Beerdigung stehen wir zutiefst bewegt vor dem mit Karten gefüllten Esszimmertisch. Zu unserer Überraschung waren jeden Tag mehr Briefe per Post angekommen. Beim Lesen jeder einzelnen Karte wurden wir von einer neuen, tiefen Welle der Trauer erfasst. Aus allen persönlichen Texten gingen die Fassungslosigkeit und die tiefe Anteilnahme unmissverständlich hervor. Für uns war es unglaublich wertvoll, in den schwersten Stunden unseres Lebens eine derart große Anteilnahme zu erfahren. Ganz deutlich spürten wir, nicht alleine mit unserer Trauer zu sein. Wieder und wieder lasen wir die vielen Karten. Faszinierenderweise gab es neben einigen „klassischen" Trauerkarten überwiegend neutrale und sogar bunte Karten.

Christianes Entzündung schien ganz langsam wieder am Abklingen zu sein. Obwohl sie sich sichtlich bemühte so viel wie möglich zu liegen, waren ihr die anstehenden Vorbereitungen der Beerdigung deutlich anzumerken. Immerhin war der Kontrolltermin am Vortag bei Frau Heil positiv verlaufen. Wir hatten ihr nach der Untersuchung eine Danksagungskarte mit Bildern von Lotta überreicht und sie für die Beerdigung am Freitag eingeladen. Zweifelsfrei gehörte sie fest zum engeren Umfeld, was unser Leben mit Lotta betraf! Sie war maßgeblich dafür verantwortlich, dass wir Lotta überhaupt kennenlernen durften und an der Uniklinik gelandet waren! Überrascht hatte sie uns nacheinander angesehen. „Ich hatte mir schon überlegt zu fragen, wann die Beerdigung stattfinden wird. Durch die vielen Untersuchungen und persönlichen Gespräche ist auch aus meiner Sicht zu Lotta eine Bindung entstanden. Ich werde gerne teilnehmen."

Unendlich schwere Last

Kraft- und mutlos stehe ich in der Tür des Badezimmers und schaue Christiane in ihrer roten Bluse an. Beide hatten wir fast vergeblich nach passenden roten Oberteilen gesucht, da diese Farbe der Liebe uns mit Lotta verband. Schlussendlich waren wir nach langer Suche fündig geworden. In wenigen Minuten soll es tatsächlich so weit sein – eines der schwierigsten Erlebnisse unseres Lebens steht bevor: die Beerdigung unserer eigenen Tochter, der formelle Abschied von Lotta. Obwohl wir uns beide einig darüber waren, dass der eigentliche Abschied bereits in der Klinik erfolgt war, wird dieser Gang ein weiterer grausamer Höhepunkt der Tragödie sein. Gemeinsam nehmen wir den schweren Weg Richtung Friedhof auf uns.

Die heiße Sonne strahlt eine noch angenehme Wärme aus an diesem für uns rabenschwarzen Freitag. Unsicher stehen wir nach der Ankunft am Friedhof vor dessen Eingang. Trotz guter Vorbereitung der Trauerfeier fragen wir uns, was uns erwarten wird. Resigniert lese ich die Friedhofsordnung am Eingang. „Kinder unter 10 Jahren ist der Zugang nur in Begleitung von Erwachsenen gestattet" steht am unteren Ende unmissverständlich schwarz auf weiß gedruckt. Mit nicht einmal 4 Tagen Lebensalter fiel Lotta zweifelsfrei unter diese Personengruppe. Was um alles in der Welt machten wir hier auf einem Friedhof, nachdem Christiane vor nicht einmal zehn Tagen unsere kleine Tochter zur Welt gebracht hatte?

Nach und nach treffen alle Menschen ein, die uns auf Lottas letztem Weg begleiten werden. Wie von uns gewünscht, ist niemand in klassisch schwarzer Kleidung gekommen. Die kleine Gruppe ist bunt gemischt. Auf dem Weg zur Aussegnungshalle kommt uns Herr Weidle entgegen. Als er Christiane erreicht hat, nimmt er sie einfühlsam in den Arm. Nach einer kurzen Begrüßung beginnen wir unseren schweren Weg. Krampfhaft halten Christiane und ich uns aneinander fest. Beiden ist uns klar, dass wir in wenigen Augenblicken, nach wenigen weiteren Metern in der Tür der Aussegnungshalle stehen werden. Den Sarg mit Lotta vor uns. Unserer Überzeugung nach war Lotta bereits weit weg. Hatte sich bereits verabschiedet. Hatte nur ihren Körper zurückgelassen, den sie in ihrer jetzigen Welt nicht mehr brauchen konnte.

Als der Sarg ins Blickfeld kommt, bleiben wir beide wie erstarrt stehen. Der Anblick des winzigen Sargs übersteigt jede noch so grausame Erwartung an diesen Augenblick! „Warum?“, schreit mein Kopf. Jeder Buchstabe des Wortes wird von einer eiskalten Gefühlswelle getragen. Meine Beine scheinen festgewachsen zu sein. Nach endlosen Sekunden Stillstand steht Herr Weidle plötzlich neben uns. Er nickt uns unmerklich zu. Gemeinsam gehen wir langsam zum Sarg und bleiben direkt davor stehen. Andächtig blicken wir auf den winzigen Sarg. Mein gesamter Körper zittert wie an einem bitterkalten Wintertag. „Das Leben kann nicht derart grausam sein! Wie sind wir an diesen Punkt gekommen?“, denke ich panisch. Kalte, erdrückende Nebelschwaden scheinen um uns herum aufzusteigen. Sie saugen jeden Funken Liebe und Luft auf. Am Ende bleibt nur die unsagbare Leere übrig. Nach qualvollen Sekunden des Wartens wendet sich Herr Weidle leise an uns. „Lassen Sie den Sarg tragen – Sie haben genug damit zu tun, gemeinsam die unendlich schwere Last zu tragen.“ Klar nehme ich die Worte trotz des undurchsichtigen, kalt nassen Nebels um mich herum wahr. Apathisch nicke ich ihm zu.

Wie in Trance folgen wir Lottas Sarg den endlos steil erscheinenden Weg hinauf. Nicht einmal beim anstrengendsten Halbmarathon war mein Körper derart am Limit gewesen. Am Grab angekommen, hämmert mein Puls in rasendem Tempo gegen die Stirn. Noch immer klammern Christiane und ich uns krampfhaft aneinander. Erst als unsere Familie und Freunde sich im Halbkreis um den Sarg versammeln, beginne ich die Umgebung wahrzunehmen.

Ungefähr drei Meter vor uns steht der mit weißen und roten Rosen geschmückte Sarg auf einem Tisch, der mit schwarzen Tüchern abgedeckt ist. Links und rechts des Sargs kann ich die Stoffbänder erkennen, auf die unsere Familien einen letzten Gruß an Lotta von Hand geschrieben haben. Sie sind in den Blumenschmuck eingearbeitet und gut sichtbar. Vor dem Sarg ist ein zweiter etwas kleinerer Tisch, auf dem unser Herz aus roten Rosen steht. Am Rosenherz sind die beiden kleine Herzen aus Holz angebracht, auf denen Christiane und ich unseren letzten Gruß an Lotta geschrieben haben: „In Liebe – Mama und Papa“

Nur mühsam kann ich verschwommen unsere Worte wiedererkennen. Rechts neben dem Rosenherz steht Lottas Bild. Dank Herrn Weidle haben wir das Bild gefunden – Lottas Hand, die die äußerste Fingerkuppe meines Zeigefingers fest und deutlich sichtbar umarmt. Mit etwas Abstand stehen Lottas Taufkerze und unsere Hochzeitskerze auf einem dritten Tisch, der ebenfalls mit einem schwarzen Tuch verdeckt ist. Zudem sind dort kleine Teelichter aufgestellt, damit jeder später ein Teelicht für Lotta anzünden kann. Auf jedem Tisch sind rote Rosenblütenblätter verstreut. Trotz der großen Trauer bin ich beim Anblick der Dekoration überwältigt. Die konkrete Vorstellung, die wir von der Gestaltung des Blumenschmucks hatten, wird in jeder Hinsicht übertroffen!

Als wir alle zusammen am Grab versammelt sind, dreht sich Herr Weidle andächtig zum Sarg und beginnt zu sprechen: „Ihre Lotta Emilia hat die Vorfreude gespürt, hat Ihre Erwartung gespürt, hat gemerkt, dass sie willkommen ist. Aber: Der Weg war steinig, der Berg war hoch, der Wille war immens, aber die Kraft zu schwach und der Atem zu kurz. Da nahmen sie die Engel in die Arme und sprachen: ‚Komm heim.'"

Herr Weidle macht eine Pause. Ganz klar ist erkennbar, dass die Situation auch für ihn nicht einfach ist. Auch er ist, wie im Vorgespräch erwähnt, ganz deutlich am Punkt der Unerträglichkeit angekommen. Trotz der tiefen Verzweiflung spüre ich, wie wir alle zusammen in diesem Moment die eigentlich vollkommen unerträgliche Situation gemeinsam tragen. Obwohl jeder in Anbetracht dieser unerträglichen Situation kurz vor der Kapitulation steht, hält uns die Gemeinschaft aufrecht. Nach einer längeren Pause fährt Herr Weidle fort; das Sprechen fällt ihm sichtlich schwer. „Und jetzt sind wir hier und wissen eigentlich nicht, wohin mit dem Schmerz, mit unseren Fragen, mit der Traurigkeit, mit der Enttäuschung. Wenn uns Worte fehlen, dann lassen Sie uns Worte leihen. Worte aus der Bibel. Ein Gebet, das auch Jesus gesprochen hat in seiner schlimmsten Stunde. In Psalm 22 heißt es: Mein Gott, mein Gott, warum hast du mich verlassen. Warum bist du fern? Hörst du meine Klage? Du hast uns doch das Leben gegeben, von Geburt an bis jetzt. Sei du deshalb nicht fern, denn die Angst ist groß. Ich bin hingegossen wie Wasser, mein Herz ist wie zerschmolzenes Wachs. O Gott, komm! Bleibe nicht fern. Du bist meine Kraft. Hilf mir."

Durch den noch immer kalten und schwarzen Nebel in meinem Kopf höre ich nach dem Psalm die ersten Töne von „Tears in Heaven" von Eric Clapton. Wir hatten bewusst dieses Lied ausgesucht, da es einen ähnlichen Hintergrund hat. Trotz der sommerlichen Hitze laufen eiskalte Schauer über meinen Rücken, als das Lied abgespielt wird. „Warum?" – Erneut ist die dumpf hallende Stimme in meinem Kopf übermächtig. Wie konnte Lotta so etwas passieren?

„Seid achtsam! Steht im Glauben fest! Seid stark! Alles, was ihr tut, soll von der Liebe bestimmt sein", fährt Herr Weidle fort. „Tränen im Himmel. Tränen bei Gott. Vielleicht ist uns Gott heute eher ein Anklagewort: Warum? Mein Gott, warum? Mein Gott, warum hast du mich verlassen? Hat er etwas damit zu tun, was Ihrem Kind geschehen ist? Ich kann, ich will es nicht glauben.

Was hätte er damit gewollt? Wäre das nicht nur grausam, ein von ihm geschenktes Leben, kaum dass es begonnen hatte, einfach wieder abzubrechen? Wie kann er es zulassen, das Leben so schwer zu machen und Vorfreude so grausam in Schmerz zu verkehren?" Herr Weidle hält inne. Plötzlich klammert sich Christiane an mich. Auf genau diese Fragen konnten wir bisher keine Antwort finden! Diese Fragen würden uns für immer davon abhalten, Lottas Tod akzeptieren zu können!

„Lauter Fragen, auf die wir keine Antwort haben. Eric Clapton singt es anders! Gott steht nicht unberührt darüber, entscheidet womöglich aus der sicheren Distanz heraus über Leben und Tod. Nein, er steht an unserer Seite und weint mit. Tears in Heaven, Tränen im Himmel. Mit all diesen Fragen, die einen zu Boden drücken können, möchte ich mich mit Ihnen zusammen an die Stimme Jesu halten. Seine Stimme kommt nicht von oben herab, sondern selber aus dem Schmerz, aus dem Leid und aus der Liebe heraus zu uns. Er weiß, was Not ist. Er ist selber mit der Frage ‚Warum Gott?' auf den Lippen gestorben. Er hat sich in seiner Verzweiflung immer noch an Gott geklammert: ‚Dir befehle ich mich an' – mit meinem Schmerz, meinem Nichtverstehen und meiner Trauer!' Und Gott hat ihn nicht losgelassen, den sterbenden Jesus. Er war bei ihm, mitten im Tod. Und Jesus hat erlebt: Gott nicht drüber, nicht über dem, was so schwer und unfassbar ist, sondern mitten drin. Auch dort, wo wir ihn nicht verstehen. Deshalb: ‚Seid achtsam! Steht im Glauben fest! Seid stark! Alles, was ihr tut, soll von der Liebe bestimmt sein.' Das ist Ihr Hochzeitsspruch. Er klingt heute ganz anders als damals beim Fest. Viel näher, viel konkreter. Gerade so, als brauchten Sie ihn jetzt."

Wieder schaut er uns lange eindringlich an. Mittlerweile ist die Sonne dabei, den an diesem heißen Sommertag so angenehmen Schatten um uns herum zu verdrängen. Auch mein Kreislauf kämpft spürbar gegen die endgültige Kapitulation an. Jeder Teil meines Körpers scheint die Lage offensichtlich kaum meistern mehr zu können. Plötzlich beendet Herr Weidle meine Gedanken. „Und diese Erfahrung haben Sie auch gemacht. Sterne entdeckt – mitten in der Nacht. Sie sagen: ‚Wir haben unsere Tochter kennenlernen dürfen. Das war so wichtig für uns.' Sie haben gespürt: Ihre Tochter hat gekämpft, hat Antwort gegeben auf ihre Art. Durch ihr Kämpfen und Hoffen – bis es nicht mehr sein konnte. Sie haben die Wechselbäder der Gefühle ausgehalten – bis hier her. Die Kraft war da, miteinander Entscheidungen zu treffen, die Kraft zu tragen und ertragen, zum Aushalten all dessen, von dem sie vor Monaten noch gesagt hätten: Das schaffe ich nie. Die Kraft hat gereicht, bis hierher. Und dazu gehört, dass sie heute danke sagen können. Danke – nicht für das Schlimme und Scheußliche, aber danke für die Liebe, aus der heraus Ihr Kind gelebt hat. Für die Liebe, die Ihre Lotta gespürt hat. Für die Menschen, die Ihren Weg begleitet haben. Für die Ärzte und Pflegekräfte, deren fürsorgliche Art Ihnen geholfen hat. Sie selber schreiben: ‚Unsere kleine Lotta ist eine herausragende Persönlichkeit, die trotz ihres schweren Starts ins Leben mutig gekämpft hat bis zum Schluss. Immer wieder hat sie gezeigt, dass sie bei uns sein möchte. Am Ende, mit schwindenden Kräften, besaß sie aber die Stärke zu gehen im sicheren Wissen, dass sie gleichzeitig immer ein geliebter und unvergesslicher Teil von uns bleiben wird. Trotz unfassbarer Trauer sind wir stolz und dankbar, sie kennen und lieben zu dürfen.' Steckt nicht überall etwas mit drin von Gott, der Ihrer Lotta bei der Taufe auf den Kopf zugesagt hat: Du, ich bin da. Ich bin für dich da. Bei mir darfst du leben. Komm heim. Auch wenn wir keine Antworten haben auf unsere Fragen. Auch wenn wir zweifeln und manchmal verzweifeln. Gott hält uns aus, so wie wir sind, und nimmt uns mit. Eine Mutter, die ihr Kind vor wenigen Jahren verloren hat, sagte mir: ‚Es ist schwer zu verstehen, aber heute kann ich es so sagen: Ich konnte wieder zur Freude finden, obwohl es schwer war. Heute sage ich dazu Gott sei Dank, dass ich nicht verzweifeln musste. Gott sei Dank, dass ich mit offenen Fragen leben kann.'“

Langsam geht Herr Weidle zum linken Tisch, auf dem die Kerzen stehen. Vorsichtig nimmt er eine der Kerzen und zündet sie an. Deutlich ist sichtbar, dass die Flamme gegen den Wind ankämpft. „Wie Lotta, die so tapfer um ihr Leben gekämpft hat“, denke ich resigniert. Und doch hat sie den Kampf verloren! Alle zusammen haben wir dadurch einen wichtigen Menschen verloren! Als Herr Weidle wieder neben dem Sarg steht, fährt er fort: „Sterne in der Nacht. Lichtblicke im Dunkeln. Gott sei Dank – das gibt es. Wir möchten Sie einladen zu einem persönlichen Gebet, einem Gedanken – in Gottes Ohr geflüstert. Ob das nun eine stille Bitte ist: Gott, begleite die Eltern und lass die Lotta nicht los ... oder eine Klage: Ich weiß nicht, was ich dir sagen soll, ich verstehe dich nicht ... Ob das ein Dankesatz ist: Gott in allem schweren war sie da, deine Kraft, die uns aushalten lässt ... Zünden Sie eine Kerze an und verbinden Sie dieses Licht mit einem Gebet.“

Herr Weidle nickt uns zu. Schwerfällig gehen wir zum Tisch mit den Kerzen. Verschwommen kann ich unsere Hochzeitskerze sehen, die seit der Hochzeit heute zum ersten Mal wieder angezündet ist. Obwohl sie für schwierige Zeiten gedacht ist, hätten wir uns bei der Hochzeit nicht annähernd ausmalen können, dass diese Kerze bei einem derart grausamen Anlass angezündet werden müsste! Als wir wieder an unserem Platz zurück sind, sehen wir zu, wie alle nacheinander zum Tisch gehen und eine Kerze anzünden.

Nachdem die letzte Kerze entzündet wurde, ist plötzlich bei den abschließenden Worten von Herrn Weidle greifbar, dass die Verabschiedung unmittelbar bevorsteht. Unsicher schaue ich Christiane an. Nach dem Schlusswort gehen wir gemeinsam zögerlich die wenigen Meter bis zum Sarg. Dort angekommen, liegen wir uns erschüttert in den Armen. Erst letzte Woche war Lotta geboren worden! Stück für Stück hatte sie sich stabilisiert. Noch vor einer Woche schien sie in ihrer mutigen und tapferen Art spürbare Schritte nach vorne zu machen. Lotta, von der wir uns hier und jetzt verabschieden mussten. Was blieb bei der unermesslichen Trauer und Verzweiflung jetzt noch übrig? Warum konnte unser Leben nicht zusammen mit diesem Sarg untergehen? Was wollten wir noch hier? Auf dieser Welt, die für uns nichts mehr zu bieten hatte! „Lotta!“, versuche ich verzweifelt zu schreien, ohne ein Wort über die Lippen zu bekommen.

Endlose Sekunden stehen wir vor dem Sarg; kein klarer Gedanke ist in Anbetracht dieser Situation mehr möglich. Schließlich geben wir uns einen Ruck, wenden uns vom Sarg ab, nachdem wir uns nochmals verabschiedet haben. Die ersten Schritte vom Sarg weg scheinen nicht machbar zu sein. Mit langsamem, unsicherem Gang taumeln wir Herrn Weidle entgegen, der mit etwas Abstand unter einem großen Baum im Schatten wartet. Bei ihm angekommen, drehen wir uns Richtung Grab um. Verzweifelt sehen wir zu, wie sich alle nach und nach von Lotta verabschieden. Als die gesamte Gruppe um uns versammelt ist, blicken wir ein letztes Mal auf den Sarg. Verzweifelt wenden wir uns ab und folgen Herrn Weidle zurück Richtung Aussegnungshalle. „Jetzt mussten wir Dich endgültig gehen lassen. Obwohl wir so viel mit Dir vorhatten!“, denke ich verzweifelt. Vorbei war der gemeinsame Traum vom Familienglück. Ein Traum, der in Anbetracht des grausam schnellen Todes in einer gigantischen Explosion vor unseren Augen für immer zerplatzt ist!

Epilog

Die Sonne blinzelt durch die massiven Kronen der knorrigen alten Bäume hindurch. Nach einem monatelangen fast sonnenlosen Winter war dieser Tag eigentlich dazu bestimmt, die schon vergessenen Lebenskräfte wieder zu aktivieren. Eigentlich – denn die bevorstehende Aufgabe sah auf den ersten Blick nicht besonders aufbauend aus. Nachdem sich die Graberde über den langen Winter vollständig gesetzt hat, wollen wir nun für Lotta einen Grabstein entwerfen und anfertigen lassen. Dies ist nicht ganz einfach, da wir eine konkrete Vorstellung von einem Grabstein haben, die ganz offensichtlich nicht zu den handelsüblichen Steinen passt. Für unseren imaginären Stein ließ sich bisher kein ähnliches existierendes Exemplar finden. Gemeinsam laufen wir an diesem kühlen, sonnigen Tag in Richtung Kindergräber des Zentralfriedhofs. Vielleicht gibt es dort einen Stein, der unserer Vorstellung nahe kommt.

„Die Erde hat sich über den Winter vollständig gesetzt", schießt mir durch den Kopf. Die Erde! Was ist aber in dem langen, dunklen und damit auch schon von Natur aus deprimierenden Winter mit unserer Trauer passiert? Oder müsste die Frage nicht ganz anders gestellt werden: Was ist eigentlich seit der Beerdigung mit uns passiert?

Beginnend mit der ersten Feindiagnostik bis hin zum heutigen Tag hat es sich ohne Zweifel um die größte Krise unseres Lebens gehandelt! Eine Krise, deren Auswirkungen bis heute noch verheerend sind. Deren Auswirkungen uns für den Rest unseres Lebens begleiten werden! Während Lotta noch am Leben war, haben wir uns bewusst dafür entschieden, bedingungslos für sie zu kämpfen. Trotz aller Trauer und Bestürzung, aller fassungslosen Verzweiflung und Hilflosigkeit konnten wir immer wieder die Liebe zu Lotta in den Vordergrund stellen. Was aber hat uns in der Nacht nach Lottas Tod, in den darauf folgenden Tagen, Wochen und Monaten überhaupt am Leben gehalten? Was hält uns heute lebendig? Unser Leben war mit dem Tod von Lotta wertlos. Nichtig! Wir konnten lange Zeit keine Worte finden, um unsere fassungslose Situation zu beschreiben, bis uns die exakte Beschreibung unserer Lage auf einem Konzert von Bodo Wartke wie ein Blitz traf.

Man macht trotz aller Melancholie
so gut es geht im Leben eben irgendwie
zum bösen Spiel gute Miene
funktioniert wie eine Maschine
sucht Halt in Gestalt von alltäglicher Routine
wahrt die äußre Fassade
doch ist innerlich Ruine

Das sind Worte, die in einem Lied über seine verstorbene Schwester Christine im Konzert ohne Vorankündigung aus dem Nichts kamen, gleichsam unsere Situation aber perfekt zusammenfassten. Mal mehr, mal weniger begleitete uns seit der Todesnacht bis heute noch das Gefühl, im Alltag als innerliche Ruine zwischen normalen Menschen zu funktionieren – wie eine Maschine zwischen fröhlich lebenden oder feiernden Menschen zu stehen. Niemals zuvor war das Gefühl derart präsent, mittendrin zu sein und doch in einer vollständig eigenen, isolierten Welt zu leben. In einer Welt, die von ganz wenigen in unserem Umfeld wirklich eingeschätzt werden konnte, in der jeden Tag ein permanentes, starkes Auf und Ab normal war. Immer wieder brach die Trauer in unvorhersehbaren Wellen über uns herein, katapultierte uns in eine eigene innere Welt der Ruine. Das Leben konnte stunden- und tagelang normal verlaufen, bis uns plötzlich und oft ohne erkennbare Ursache eine neue Welle mit voller Wucht erfasste. Unvorhersehbar war ein neuer tosender Strudel da, der uns mitriss. Ähnlich wie damals vor Lottas Tod wurden wir immer wieder vom einem auf den anderen Moment in einen freien Fall versetzt. Welche Maßnahmen wir auch ergriffen – in diesen Situationen schien nur das bloße Aushalten und das bewusste Akzeptieren der Trauer möglich zu sein. Diese Trauer, die sich für uns innerlich abspielte, blieb für normale Außenstehende im Alltag oftmals unerkennbar. Überaus wichtig war in dieser Phase, wie bereits auch in der Zeit in der Klinik, unser nächstes Umfeld. Menschen, auf die wir uns verlassen konnten, die in vielen Situationen einfach auch nur zuhören konnten. Wir hatten seit Lotta noch mehr erfahren dürfen, wie wertvoll gute Freundschaften waren! Dass es Freunde gab, die zu jeder Zeit bedingungslos für uns da waren und noch immer da sind und die auch wir ohne Einschränkung unterstützen. Gleichzeitig gab es auch wenige vermeintliche Freunde, die – vielleicht aus purer Hilflosigkeit – unsere Situation vollständig ignorierten. Da gab es Freundschaften, die in dieser Zeit zerbrachen.

Beiden war uns mittlerweile klar, dass die Trauer ein Teil von uns geworden war, der uns ebenso wie die Liebe zu Lotta für immer begleiten wird. Trotzdem stellten wir fest, dass sich die Art der Trauer und die Sicht auf Lotta immer mehr veränderten. Insbesondere in der Anfangszeit nach der Beerdigung trudelten wir in unserem Ausnahmealltag orientierungslos hin und her. Während der Ablauf und die Art der Verabschiedung an der Beerdigung, im Nachhinein betrachtet, genau der richtige Weg für uns gewesen war, hatten wir große Probleme auch nur einen Anflug von Alltag zuzulassen. Nachdem wir kurz nach der Beerdigung eine Woche am Bodensee verbracht hatten, versuchten wir diesen neuen Alltag verzweifelt Schritt für Schritt wieder aufzubauen. Noch immer waren wir vollkommen losgelöst, waren nicht ansatzweise Teil des Lebens um uns herum. Bereits kurz nach Lottas Tod hatten wir alle anstehenden Einladungen im gesamten Jahr abgesagt. Schweren Herzens mussten wir auch nach der Beerdigung erkennen, dass die anstehenden Hochzeitsfeiern für uns in der Situation nicht zu ertragen sein würden. Ein kleiner Lichtblick tat sich insbesondere für Christiane wenige Tage nach der Beerdigung auf. Sie hatte kurz nach dem Erlebnis mit der Zigarrenbox den damals bereits fest zugesagten Hundewelpen notgedrungen abgesagt. Ein kleiner Hund zusammen mit einem kleinen Kind wäre gleichzeitig zu viel gewesen. Durch die anstehende Zeit Zuhause im Mutterschutz konnte wenigstens dieser Traum nun in Erfüllung gehen. Kimba, unser kleiner umtriebiger Welpe war zwar kein Ersatz für Lotta, brachte aber doch wieder etwas Leben und Struktur in unseren farblos wirkenden Alltag.

Wie alle anderen Schritte hin zu einem routinierten Alltag gestaltete sich auch der Wiedereinstieg in die Arbeitswelt schwierig. Permanent ertappte ich mich bei der sonst nie in dieser Ausprägung dagewesenen Frage nach einem tieferen Sinn hinter jeder noch so kleinen Tätigkeit. Das Leben war nach Lottas Tod vollständig anders. Es war permanent greifbar, dass sich unser Leben in zwei voneinander losgelöste Abschnitte aufteilte. Ein Leben vor und nach Lotta. Glücklicherweise konnte ich anfangs von Zuhause aus arbeiten und schrittweise meinen Wiedereinstieg selbst bestimmen. Auch Christiane schien ganz langsam wieder Kraft zu schöpfen. Bereits kurz nach der Beerdigung hatte sie sich in einer Art Verzweiflungstat auf eine Stellenanzeige als Physiotherapeutin ausgerechnet an der Kinder- und Frühchenstation eines Krankenhauses beworben. Obwohl es im Prinzip genau ihre Stelle war, konnten wir uns alle nicht vorstellen, dass sie wenige Monate später dort tatsächlich anfangen würde zu arbeiten.

Auf unserem Weg zum Kinderfriedhof biegen wir links ab und stehen nach wenigen Schritten mitten im abgegrenzten Bereich der Kindergräber. Abgegrenzt! Auch hier gab es eine klare Trennung: das Alltagsleben – außerhalb der Hecken. Und das wahre Leben – innerhalb der Hecken. Unsichtbar für Außenstehende.

Das Innere blieb Menschen vorbehalten, die bereit waren in den Bereich einzutauchen. Voraussetzung dazu war es, wie in unserem Leben auch, sich auf die innere Welt einzulassen, sich auch auf die Trauer einzulassen!

Langsam schreiten wir die überschaubare Anzahl an Gräber ab, nehmen wieder einmal wahr, welche großen Unterschiede es zwischen den einzelnen Gräbern bereits in der reinen Grabgestaltung gibt. Gräber von erwachsenen Personen scheinen einem regelrecht genormten Prozess vom Holzkreuz bis hin zu einem von der Gesellschaft akzeptierten Einheitsaussehen zu unterliegen: Die Grabsteine waren groß, glatt geschliffen und die Gräber teilweise mit Steindecke komplett verriegelt. Bei Kindergräbern galt dies nicht. Über die Hälfte der Gräber hatten ein bereits deutlich verwittertes Holzkreuz sowie ein wildes, ungepflegtes Aussehen. Sicherlich war dies nicht allein auf einen Geldmangel der Eltern zurückzuführen. Liegt es nicht daran, dass die meisten Menschen nicht dazu im Stande sind, sich mit einem toten Kind auseinanderzusetzen? Auch wir hatten uns nicht dafür beworben, ein totes Kind zu haben. Lotta war nicht mehr am Leben und wir mussten uns mit dem Thema beschäftigen – ganz ohne eine Chance auf Mitbestimmung gehabt zu haben! An vielen Stellen mussten wir dabei schmerzliche Erfahrungen machen. Während die Geburt von Kindern einen immensen gesellschaftlichen Stellenwert hat, wird der Tod unserer Wahrnehmung nach gleichzeitig konsequent versucht zu ignorieren. Insbesondere der Tod von Kindern scheint dabei in weiten Teilen der Gesellschaft schlicht nicht zu existieren. Ab dem Zeitpunkt des Todes werden Betroffene mit ihrer Trauer in der Gesellschaft an vielen Stellen ignoriert. Den gesellschaftlichen Umgang mit dem Tod von Kindern spiegeln exemplarisch auch die gesetzliche Regelung wider, welche Ansprüche und Beerdigungsrichtlinien für tote Kinder nach exakten Gewichtsgrenzen sortiert und in tot- oder lebendgeboren unterteilt strikt bürokratisch kategorisieren. Insbesondere die Gesetzgebungen zu totgeborenen Kindern lassen dabei in vielerlei Hinsicht daran zweifeln, dass es sich auch bei diesen Kindern um kleine geliebte Menschen handelt.

Bereits nach dem ersten Rundgang ist klar, dass nur drei Gräber von der Gestaltung her von Interesse sind. Zwei davon besitzen einen Grabstein samt Steinrahmen als Einfassung. Das dritte besitzt ein Holzkreuz mit größeren weißen Steinen als Umrandung. Entgegen unserer ursprünglichen Annahme ist die Einfassung des Grabes der erste Knackpunkt, nicht der Grabstein. Lange diskutieren wir darüber, welchen Einfluss ein Steinrahmen auf ein kleines Kindergrab hat. Schließlich wird der Beschluss gefasst, eine natürliche, rundliche Einfassung mit weißen Steinen selbst zu gestalten. Bei den Grabsteinen an sich sind wir uns einig, dass es keinen Favorit gibt. Zu brav, zu glatt poliert sind alle Steine, die wir sehen.

Ganz ohne einen Grabstein gefunden zu haben, beschließen wir zum Steinmetz am Haupteingang zu gehen, um uns dort umzusehen. Mit flauem Gefühl im Magen verlasse ich den abgegrenzten Kinderfriedhof. Wie es zu Lottas Tod kommen konnte, ist nach wie vor unfassbar. Eine Tatsache, die schlichtweg nicht zu akzeptieren war: Wie und warum ein kleines, hilfloses Kind einen derartigen Leidensweg gehen musste. War ein Kind doch zum Leben bestimmt! Lag doch noch alles vor ihm!

Dagegen hatten wir von Anfang an akzeptiert, dass es medizinisch gesehen am Ende keine Chance mehr für Lotta gegeben hatte. Durch ihren plötzlichen und unerwarteten Zusammenbruch – dem medizinisch nüchtern bezeichneten „exitus letalis mit multiplem Organversagen" – waren alle Chancen auf eine Zukunft schlagartig zerstört. Sie war letztlich ihrer Infektion erlegen. Diese war innerlich trotz aller Behandlungserfolge stärker geworden. Mehrere Infektionsherde hatten sich schlagartig gelöst und hatten die Lunge sowie das Gehirn von Lotta kurz vor ihrem Tod innerhalb weniger Minuten befallen. Zu wenig konnte ihr Körper der Infektion mit dem noch fehlenden Immunsystem entgegensetzen. Die leichte Infektion, die bereits bei der Geburt festgestellt wurde, hatte sich somit zu einer folgenschweren Erkrankung entwickelt. Mit den körperlichen Folgen dieser Infektion hätte es für Lotta definitiv keine Aussicht auf eine Zukunft mehr gegeben. Hieran bestand gerade durch die Ergebnisse der Obduktion kein Zweifel. Wir hatten den gesamten Verlauf ein halbes Jahr nach Lottas Tod mit den Kinderärzten der Uniklinik gemeinsam bei einem Nachgespräch nochmals detailliert besprochen. Zumindest in dieser isolierten medizinischen Sichtweise konnten wir somit durch das Nachgespräch akzeptieren, dass Lottas Tod unter Berücksichtigung der reinen medizinischen Sachlage unausweichlich gewesen ist.

Zusammen mit der übermenschlichen Hilfe der Mitarbeiter der Uniklinik Tübingen hatten wir ihr die besten Einstiegsmöglichkeiten geboten – zumindest unter diesen katastrophalen Rahmenbedingungen, die wir nicht in der Hand gehabt hatten. Unsere Aufgabe als Eltern sahen wir nach wie vor darin, Lotta als unser Kind ins Leben zu begleiten, ihr alle nur erdenklichen Hilfestellungen zu geben. Wie ein gesundes Kind sonst auch, konnten wir sie aber nur bis zu einem bestimmten Punkt begleiten. Ab diesem Punkt mussten wir sie loslassen, sie sich selbst überlassen. Obwohl dies bei einem winzigen Kind wie Lotta in der damaligen Situation fast unmöglich war, erkannten wir nach und nach, dass es keine andere Möglichkeit gegeben hatte. In ihrem jungen Leben waren wir bereits vor der Geburt vor eine der schwierigsten Fragen überhaupt gestellt worden: das bewusste Entscheiden über Tod oder Leben eines Menschen. Es war nicht ansatzweise fassbar, wie wir diese Entscheidung überhaupt hatten treffen können. Was befähigte uns, ohne eine ansatzweise anwendbare Logik eine Fragestellung dieser Tragweite zu lösen? Hätte sich die Entscheidung geändert, wenn durch eine Fruchtwasseruntersuchung eine chromosomale Störung wahrscheinlich gewesen wäre? Falls ja: Wie hätte die Grenze definiert werden sollen? Bis zu welcher mathematisch definierten Wahrscheinlichkeitsgrenze wäre das Leben lebenswert gewesen? Hätten wir die Auswirkung einer Behinderung auf Lotta und unser Leben wirklich voraussehen und abwägen können? Obwohl wir noch heute – unabhängig von Lottas späterem Tod – zutiefst überzeugt waren von unserer Entscheidung gegen eine Fruchtwasseruntersuchung und für eine Geburt mit vorheriger Lungenreifebehandlung, war trotz allem unser Gefühl ausschlaggebend für beide Entscheidungen gewesen. Ein Gefühl, das somit der Richter über

Leben und Tod von Lotta sowie über unser gesamtes weiteres Leben geworden ist.

Beim Steinmetz angekommen, sehen wir uns nach einem Grabstein um. Es wird uns nach den unzähligen Besuchen dutzender Kinderfriedhöfe nichts anderes übrig bleiben, als den Stein aus unserem Gedächtnis zu entwerfen. Bereits nach wenigen Minuten stehen wir vor dem Stein unserer Wahl – zumindest vom Material her. Der Stein ist weiß und besitzt eine natürliche Struktur, keine glatte und verschlossene Oberfläche. Als wir der Mitarbeiterin unsere Vorstellung der Form so gut wie möglich beschrieben haben, fängt sie zu unserer Überraschung an, den Stein zu zeichnen. Nach und nach nimmt neben der Form auch die Beschriftung des Steins Kontur an. Als sie fertig gezeichnet hat, liegt plötzlich unser persönlicher Grabsteinentwurf vor uns. Wir schauen uns an – genauso hatten wir uns den Stein vorgestellt! Klein, natürlich und ohne Ecken und Kanten. Das obere Ende ist wellenförmig und mit zwei bunten Ornamenten geschmückt: einem Engel in blauem Kleid und einer Traube von bunten Luftballons, aus der sich ein Ballon gelöst hat und gen Himmel schwebt. Die Schrift ist jugendlich und rot ausgefüllt. Glücklich verabschieden wir uns, als das weitere Vorgehen besprochen ist.

Nach dem erfolgreichen Aussuchen des Steins beschließen wir, einen Spaziergang mit Kimba zu machen. Sie ist mittlerweile ein gutes Stück gewachsen und ein ständiger Begleiter auf allen Wegen. Beim Verlassen des Parkplatzes ist im Augenwinkel eine jüngere Frau sichtbar, die auf der anderen Straßenseite mit einem Kinderwagen läuft. Unwillkürlich schaue ich schnell zur Seite. Ich will mir nicht vorstellen, was wir heute zusammen mit Lotta unternehmen würden. In den Monaten nach der Beerdigung war die Frage sehr viel zermürbender gewesen. Auch die Frage nach dem Warum war permanent präsent gewesen. Warum gerade Lotta? Gab es nicht viele andere Paare, die Kinder bekamen, ohne dies zu wollen? Paare, die Kinder bekamen, ohne die nötige Verantwortung dafür übernehmen zu wollen oder zu können? Ohne die nötige Voraussetzung für Kinder zu besitzen?

Mittlerweile galt die Frage nach dem „Warum“ als erledigt. Al lerdings war sie nach wie vor ungeklärt. Es war eine der Fragen, die wir im Zusammenhang mit Lotta niemals würden akzeptieren können. Zumal es eine Frage war, die medizinisch nicht annähernd erklärbar war. Weder die Untersuchung der Plazenta noch eine genetische Untersuchung von uns Eltern hatten näheren Aufschluss über die Ursache geben können. Glich die Insuffizienz einer Art russischem Roulette, das uns zufällig und unerklärbar getroffen hatte? Hatte die Insuffizienz scheinbar ganz zufällig das Leben von Lotta unmöglich gemacht hatte? Oder war die Insuffizienz medizinisch schlichtweg nicht erklärbar? Schmerzlich hatten wir bei der Frage nach dem „Warum“ erkennen müssen, dass wir zu keinem Zeitpunkt eine Antwort erhalten würden – da es schlicht keine abschließende Antwort gab. Sicher war von Anfang an aber auch gewesen, dass eine schlüssige medizinische Erklärung nichts am Tod Lottas ändern konnte. Die Frage brachte uns persönlich somit in unserer Trauer keinen Schritt weiter. Im Gegenteil: Permanent warf sie uns an den gleichen Punkt der Verbitterung zurück, einen Punkt, der sich auf unsere Trauerarbeit negativ auswirkte. Nach und nach konnten wir uns zu einer anderen Sichtweise durchringen: Das „Warum" war eine der vielen schwierigen Tatsachen, die wir annehmen mussten. Es war keine aktive Auseinandersetzung möglich, die dazu führen konnte, diese Tatsache zu akzeptieren. Alle Fragen, die trotz intensiver Überlegungen und Auseinandersetzungen unlösbar waren, galt es passiv anzunehmen. Im Verlauf der Trauerarbeit formte sich dieser anfängliche Gedanke immer mehr zu einem zentralen Grundsatz. Viele Tatsachen, die uns wochen- und monatelang quälten, waren schlichtweg nicht lös- und akzeptierbar. Dies traf auf oberster Ebene schon auf den Tod Lottas an sich zu. Niemals würden wir den Tod unserer Tochter akzeptieren können! Trotzdem war dieser nicht änderbar, so sehr wir uns dies auch gewünscht hätten. Es blieb uns daher nichts anderes übrig, als diese Tatsachen als unveränderbare Fakten in unserem Leben anzunehmen. Gleichzeitig mussten damit aber auch weitere zermürbende Diskussionen und Gedanken zu diesen unveränderbaren Fragestellungen unterlassen werden, da uns diese wieder und wieder an den Ausgangspunkt katapultierten, von dem aus trotz intensiver Prüfung kein Lösungsweg zu finden war.

Sobald diese schwierige Aufgabe bei jedem einzelnen der vielen schmerzhaften Fakten nach intensiver Prüfung einmal geschafft war, taten sich viele neue Perspektiven und unerwartete Sichtweisen auf. Viele neue und wichtige Gedanken und Diskussionen waren plötzlich möglich. Als oberste Erkenntnis hieraus formte sich mehr und mehr auch eine zentrale Überzeugung: Lotta war in unserem Leben ein elementar wichtiger und nicht mehr wegzudenkender Bestandteil geworden! Sie war zusammen mit der gesamten Geschichte ein wichtiger, fester Teil unserer Persönlichkeit. In unserem Leben war sie somit trotz ihrer physischen Abwesenheit omnipräsent! Dabei erfüllte sie uns bei genauerer Betrachtung nicht nur mit Trauer, sondern auch mit unendlicher Liebe. Einer Liebe, die weit über den Tod hinausging und uns für immer begleiten würde. Einer Liebe, die auch nach ihrem Tod weitaus stärker war als alle anderen Gefühle. Mochte sie oftmals tage-, wochen- oder monatelang in Trauer und Schmerz offensichtlich untergehen, hielt die Liebe uns und unser unsichtbares Band zu Lotta trotzdem unzerstörbar am Leben. Trotz der unveränderlichen Tatsache, dass Lotta uns bis an unser Lebensende fehlen würde, war sie paradoxerweise trotzdem immer da. Immer bei uns.

Durch das Annehmen vieler unverrückbarer Fakten erhielten wir auch eine neue Sichtweise auf die Zeit mit Lotta. Während wir nach der Beerdigung noch einen fast ausschließlich problembehafteten Blick „zurück" hatten, lernten wir mit der Zeit zu differenzieren. Folgerichtig wandelte sich auch dieses Bild. Bei genauer Betrachtung war eben nicht alles schlecht gelaufen! Insgesamt hatten wir auch viel Glück gehabt! Allein das Glück vier Tage mit Lotta verbringen zu dürfen, konnte nicht hoch genug geschätzt werden. Wir hatten mit ihr viel erlebt, das uns weit über die damalige Zeit hinaus begleitet. Bereits während der Schwangerschaft, aber noch mehr in den Tagen im Krankenhaus hatte sie uns sehr viel aufgezeigt. Dazu gehörte auch der für uns so wichtige Ratschlag nur von Stunde zu Stunde, von Tag zu Tag zu denken. Liefen wir früher immer unserem Idealzustand hinterher, war dieser Zustand mit Lottas Tod plötzlich unmöglich geworden. Klar war, dass sie uns in jeder einzelnen Sekunde unseres Lebens schmerzlich fehlen wird. Es lag somit auf der Hand, dass ohne sie niemals ein Zustand völliger Perfektion erreichbar war. Gleiches galt bei genauerer Betrachtung für unser gesamtes Leben. Wir lebten in einem ständigen Spannungsfeld, in dem es zu keinem Zeitpunkt einen Zustand ohne Sorge oder ohne Probleme geben konnte. Was zählt, war das Hier und Jetzt, der Augenblick. Nur diesen konnten wir direkt durch unsere Stimmung beeinflussen, durch unsere innere Haltung zu den Themen. Mit dieser Einstellung war es tatsächlich möglich, zukünftige Ungewissheiten und Probleme zu akzeptieren und diese im Hier und Jetzt als nicht änderbar anzunehmen.

Zentral war daher auch die Frage, wer und was uns im Leben wirklich interessiert. Ermöglicht wurde diese neue Sichtweise auch durch eine größere Gelassenheit vielen Dingen gegenüber. Bei genauer Betrachtung waren viele Dinge, über die wir uns früher Gedanken gemacht hatten, unwesentlich. Es trat mehr und mehr in den Hintergrund, was andere Menschen über uns dachten. Nach dem Verlust von Lotta hatten wir uns sehr intensiv darüber Gedanken gemacht, was uns wichtig war und in was wir privat und auch beruflich Kraft und Herzblut investieren wollten. Mehr und mehr egal wurde dadurch auch, was Menschen außerhalb unseres nahen Umfelds von unseren Entscheidungen oder unserem Lebensstil hielten.

Nicht unproblematisch waren hierbei teilweise die Reaktionen von anderen Menschen, die um unsere Geschichte mit Lotta wussten. Neben den Menschen, die an unserem Schicksal Anteil nahmen und stets ein offenes Ohr für uns hatten, kam es teilweise zu schwierigen Situationen. Situationen, in denen unsere Geschichte einfach ignoriert wurde oder in denen uns – offensichtlich zur Beruhigung – von ganz anderen scheinbar vergleichbaren Erfahrungen berichtet wurde. Von Geschichten also, die überhaupt nichts mit uns zu tun hatten, die uns weder weiterhalfen noch uns Trost spendeten. Dabei konnte sich niemand in unsere Lage versetzen. Selbst wir konnten uns nicht in die Lage anderer Eltern versetzen, die ein Kind verloren hatten! Jede Situation war einzigartig und niemand konnte sich das Recht herausnehmen, Entscheidungen, die aus den jeweiligen Situationen heraus getroffenen wurden, zu bewerten. Hilfreich war dabei auch keinesfalls der ab und zu geäußerte Ratschlag, mit dem nächsten Kind würde alles wieder gut werden. Wir wären schließlich noch jung genug für eine große Familie. Es ist für uns eine bleibende grausame Tatsache, dass Lotta nicht mehr da ist! Ganz egal, wie unser weiteres Leben verlaufen würde – auch in der glücklichsten Familie mit 15 Kindern würde Lotta uns schmerzlichst fehlen! Sie konnte nicht durch ein Folgekind ersetzt werden. Für uns würde Lotta zweifelsfrei immer eines bleiben: unser erstes geliebtes Kind und damit auch ein festes Familienmitglied! Hilfreich hingegen war ein offener Umgang mit uns und unserer Trauer. Der schlichte Hinweis darauf, dass jemandem ganz einfach die Worte in Anbetracht unserer Situation fehlten oder ein Einfühlen in unsere Situation für jemanden schlicht nicht möglich ist, war für uns bereits überaus wertvoll. Dieses Verhalten verhalf uns dazu, möglichst normal durch den Alltag zu gehen und einfach erzählen zu können, sofern wir im jeweiligen Moment von uns aus über unsere Trauer sprechen wollten. „Wenn ich nicht darüber reden will, dann nehme ich mir das Recht heraus und sage das auch!", merkte Christiane in solchen Situationen immer passenderweise an.

Gerade am Anfang war es unmöglich erschienen, mit der Trauer umzugehen. Die größte Schwierigkeit lag darin, einen ersten Einstieg in die Trauerarbeit zu finden. Erneut lag die Lösung darin, die Trauer an sich erst einmal anzunehmen und diesen Zustand innerlicher Schmerzen und tiefer Verzweiflung nicht zu unterdrücken, sondern zuzulassen. Erst anschließend konnten wir erkennen, dass Trauer im innersten Kern einzig und allein aus tiefer Liebe besteht. Einer Liebe, die den Verlust eines Menschen schmerzlich spürbar macht. Erst nach dieser Erkenntnis konnten wir nach einem Weg suchen, um uns der Trauer zu stellen. Dabei gingen auch Christiane und ich mit der Trauerverarbeitung ganz unterschiedlich um. Nach zwei Anläufen zu einer psychologischen Beratung erkannte ich, dass dieser Weg mich persönlich nicht weiterbrachte. Verzweifelt versuchte ich eine Art Vorgehensmodell zu erhalten. Beruflich war ich es gewohnt, Dinge zu strukturieren und dann nach einem gewissen – teilweise auch mühsam erarbeiteten – Schema abzuarbeiten. Bei der Trauer gab es diese Möglichkeit nicht. Jeder musste für sich einen Weg finden, der sich nicht in ein Schema packen ließ. Erst nach und nach realisierte ich, dass dieser Weg nicht in einem logischen Vorgehensmodell abgebildet werden konnte. Zu unberechenbar waren die über mich hereinbrechenden Trauerwellen und die permanenten emotionalen Wendungen, um diese schematisch greifen und dann geordnet abhandeln zu können.

Auch deshalb drehten wir uns immer wieder – teilweise auch monatelang – bei vielen Fragestellungen im Kreis, wurden immer wieder zurückgeworfen von einer neuen Welle, kamen nicht weiter. Ein halbes Jahr nach der Beerdigung hatte ich für mich schließlich das Gefühl, in einer Sackgasse angekommen zu sein. Das Leben ging zwar den neuen und mittlerweile wieder gewohnten Gang – mit der Trauer kam ich aber immer wieder am Anfangspunkt an. Erst eine eher nebenbei begonnene Tätigkeit begann schließlich meine Trauer grundlegend weiterzuentwickeln: das Aufschreiben vieler kleiner Ansätze. Handelte es sich anfangs nur um das bloße Niederschreiben isolierter Erkenntnisse und Tatsachen, begann der Aufschrieb schnell zu einem umfangreichen Skript anzuwachsen. Nach und nach ergänzten sich die Kapitel und wurden schließlich eine umfassende Erzählung unserer Erlebnisse und Erkenntnisse mit Lotta. Erst durch diese Tätigkeit war für mich eine intensive Auseinandersetzung mit der Trauer möglich. Nach und nach wandelte sich die Perspektive auf viele Fragen. Viele Tatsachen konnten nach intensiver Prüfung als nicht veränderbare Fakten angenommen werden, gaben Raum und Blick für andere wichtige Überlegungen und somit auch für weitergehende Erkenntnisse. Erst dadurch war eine Auseinandersetzung mit der Trauer möglich, bei der ich mich nicht permanent verbittert im Kreis drehte.

Immer deutlicher wurde dabei aber auch, dass die Trauer selbst durch die intensive Trauerarbeit niemals verschwinden würde. Jedoch wandelte sie sich in ihrer Art und Intensität. Zusammen mit Lottas festem Platz in unserem Leben und unserer gemeinsamen Liebe zueinander entwickelte sich ein Bild. Ein Bild, mit dem ich mich zweifelsfrei das gesamte Leben lang weiter auseinandersetzen werde. Ein Bild, das sich weiterhin entwickeln und stets verändern wird. Während mittlerweile ein dankbarer und liebevoller Blick „zurück" möglich ist, wird gleichzeitig die schmerzhafte Trauer niemals verschwinden.

Nachdem knapp die Hälfte unseres Spaziergangs zurückgelegt ist, kommen wir an einem längeren Bachlauf an. Wie gewöhnlich ist Kimba nicht zu bremsen. In ihrem Galopp durchs Wasser sind nur noch Wasserfontänen links und rechts ihres Wegs zu sehen. Laut lachend beobachten wir, wie sie bereits vollständig durchnässt wieder und wieder Anlauf nimmt und das Bachbett entlangsprintet. Christiane dreht sich sichtlich fasziniert von der Szene zu mir um und strahlt mich an: „Ich hatte nach der Beerdigung nicht gedacht, dass wir irgendwann wieder einmal gemeinsam so lachen können. Es hat sich viel verändert – wir haben uns verändert. Aber wir haben einen Weg gefunden, um mit der Trauer umzugehen, ohne Lotta zu vergessen!" Glücklich nehme ich sie in den Arm. Die Szene kurz vor der Geburt im Kreißsaal taucht vor meinem inneren Auge auf. Als wir vor dem Kaiserschnitt nochmals alleine waren und fasziniert Lottas Herztönen zuhörten. Auch meine damaligen Gedanken sind wieder vollkommen klar greifbar: „Wenn wir diesen Augenblick doch für immer festhalten könnten. Die Zeit einfach für immer anhalten" – „Bis an unser Lebensende", füge ich den damaligen Gedanken fasziniert hinzu. Seit dem Tod von Lotta hat sich auch meine Einstellung zum Tod generell verändert. Plötzlich sehe ich Lotta wie damals im Traum ganz klar vor mir: Glücklich und mit Ane fest im Arm sitzt sie auf unserer Wolke. Im Gegensatz zu damals schaut sie im jetzigen Bild von oben auf uns herunter. Sie wartet auf uns und nimmt offensichtlich an jeder einzelnen Sekunde unseres Lebens teil. Ist immer da. Unbändige Freude erfasst mich! Irgendwann werden wir zusammen auf unserer Wolke sitzen!

„Und wenn nicht?" Plötzlich greift der Kopf in dieses klare Bild meiner Gefühlswelt ein. „Was passiert denn, wenn dies alles eine Illusion ist, die nicht zutrifft und nie eintreten wird?"

„Wenn nicht?" Mein Gefühl reagiert empört! „Wenn nicht, dann ist es unumstritten das schönste Bild der Welt, das es geben kann. Und diese Vorstellung ist die einzige, die zählt. Sie zählt bis zu der Sekunde, an der sie vielleicht widerlegt werden sollte!"

Danksagungen

Das Aufschreiben unserer (wahren) Geschichte mit Lotta, welches ungefähr ein halbes Jahr nach ihrem Tod begonnen hat, war eine Tätigkeit, die mir persönlich sehr weitergeholfen hat in meiner Trauer. Der Gedanke an eine Veröffentlichung des Manuskripts war hingegen eine ganz andere Sache. Hatten wir nicht bereits mehr als genug mit ihren Tod zu hadern, ohne das Thema durch ein Buch in die Öffentlichkeit zu stellen? Würde die Veröffentlichung nicht mehr Unruhe in unser Leben bringen und unsere ganz private Geschichte vollständig „offen" legen?

Warum also überhaupt ein Buch? Um sich mit einer derart heftigen Lebenserfahrung – dem Tod eines eigenen Kindes – zu profilieren oder gar damit Geld zu verdienen? Nein! Die Motivation sah für uns gänzlich anders aus: Auf unserem so schwierigen Weg mit der Trauerarbeit hatten wir nach der Anfangsphase mehr und mehr damit begonnen, uns auch wieder für andere Schicksale zu öffnen. Dabei mussten wir feststellen, dass das Thema Kind und Tod in unserer Gesellschaft ein absolutes Randthema darzustellen scheint, mit dem viele Menschen nicht umgehen können oder wollen.

Gab es aber nicht doch viele andere ähnliche Geschichten? Waren wir mit unserer Trauer wirklich alleine? Nach und nach fanden wir mehr und mehr Lebensgeschichten, die ebenfalls eine Trauererfahrung um ein Kind mit uns teilen. Wir waren also doch nicht allein! Immer mehr begannen insbesondere die vielen offenen, zutiefst persönlichen Bücher anderer Eltern mit verstorbenen Kindern uns in ihren Bann zu ziehen. In den Büchern konnten wir uns an so vielen unterschiedlichen Stellen wiederfinden, fanden uns verstanden und spürten, nicht alleine zu sein mit unserer Trauer. Zudem gab es auch einiges zu lernen für uns, da jede Lebensgeschichte für sich einzigartig ist und jeder Mensch auf andere Weise mit dieser Lebenskrise umgeht.

Und doch hätten wir uns viele weitere Bücher gewünscht. Zum Beispiel Bücher über Frühchen ohne „Happy End“. Besonders vermisst habe ich persönlich auch Bücher, die aus der Perspektive von trauernden Vätern geschrieben sind. Gerade die Sichtweise von Männern scheint selbst in unserer heutigen Zeit noch immer ein Tabuthema zu sein. Dabei haben wir an vielen Beispielen erlebt, dass gerade auch Männer mit dieser Situation emotional stark zu kämpfen haben. Ein eigenes Kind weitestgehend als Außenstehender und damit hilflos entstehen, wachsen, leiden und sterben zu sehen, stellt Männer vor gänzlich andere Herausforderungen als Frauen. Als Mann Emotionen zuzulassen und auch darüber zu sprechen bzw. zu schreiben, ist offensichtlich auch heute noch vollkommen unüblich. Obwohl die unterschiedliche Perspektive den Verlauf der Geschichte an sich nicht ändert, bin ich doch der Meinung, dass es einen gravierenden

Unterschied in der Perspektive zwischen Müttern und Vätern gibt (der eine Geschichte keinesfalls besser oder schlechter sondern eben „anders“ macht).

Nach und nach begannen wir daher gemeinsam eine innere Überzeugung für eine Buchveröffentlichung unserer Geschichte zu entwickeln. Ein Buch für trauernde Eltern, trauernde Väter (die sehr wohl Trauer zulassen und verarbeiten können!) und auch ein Buch, das Menschen mit privatem oder beruflichem Kontakt zu trauernden Eltern einen offenen Blick auf die „andere Seite“ ihrer Welt ermöglichen soll. Es würde mich freuen, wenn das Buch einen kleinen Teil dazu beiträgt, einen offeneren Umgang mit dem Tod von Kindern und insbesondere auch im Umgang mit trauernden Eltern zuzulassen.

Mein Dank gilt allen Menschen, die die Geschichte mit uns durchgestanden haben. Die mit uns gelacht, geweint, geliebt und gelitten haben. Die uns in der schwersten Zeit unseres Lebens vor und nach dem Tod von Lotta gehalten und unterstützt haben.

Danke!

Abschließend gilt mein ganz persönlicher Dank den Menschen, die so unendlich wichtig waren in dieser Zeit:

Christiane

Danke, dass wir zusammen durchs Leben gehen dürfen – durch dick und dünn! Gemeinsam haben wir eine wundervolle Tochter. Du bist die beste Mutter, die sie sich Lotta vorstellen kann. Und für mich bist Du – ganz einfach – die Liebe meines Lebens!

Lotta

Du bist und bleibst der kleinste größte Mensch in unserem Leben! Wir durften so viel mit Dir und durch Dich lernen! Danke für unsere gemeinsame Zeit und für die unendliche Liebe, die uns für immer mit Dir verbinden wird!

Familie

Wie hätten wir diese so schwierige Zeit ohne unser nächstes Familienumfeld überstanden? Ihr habt uns die gesamte Zeit über bedingungslos unterstützt, habt Euch mitgefreut, mit uns gelacht, geweint und getrauert. Lotta durfte und darf das sein, was sie verdient hat: ein fester Teil der Familie. Danke!

Freundeskreis

Es gibt sie – Menschen, die gemeinsam mit uns lachen, feiern, sich freuen. Die in glücklichen Zeiten mit uns durchs Leben gehen. Und in schwierigen, ausweglosen Phasen immer bedingungslos da sind. Zuhören, anpacken, mithelfen und mitleiden. Alles mittragen und niemals wegschauen. Danke an Euch – Ihr seid die besten Freunde, die wir uns vorstellen können. Ihr seid so wichtig für uns!

Frau Heil

Sie und Ihr Team haben uns auf unserem gesamten Weg mit Lotta immer professionell und zutiefst einfühlsam unterstützt. Helfende Hände, die auch in den schwierigsten Situationen da waren und uns immer wieder getragen haben. Dank Ihrer tatkräftigen Hilfe durften wir Lotta – allen Schwierigkeiten zum Trotz – doch kennenlernen, was so wichtig war. Wir haben eine tiefe Achtung für diese herausragende Unterstützung. Vielen, vielen Dank!

Herr Weidle

Nicht nur in den schönsten, sondern auch in den unendlich schweren Stunden unseres Lebens waren Sie für uns da – mit vielen offenen und ehrlichen Worten, die uns in existenziellen Fragestellungen weitergeholfen haben. Es tut so gut, in dieser Situation einen Menschen an seiner Seite zu wissen, der sich zusammen mit uns ernsthaft und auch kritisch aus christlicher Sicht mit Lottas Tod auseinandergesetzt hat. Sie haben uns bei vielen verzweifelten Gedanken weitergeholfen. Danke!

Uniklinik Tübingen

Es fällt schwer in Anbetracht der herausragenden Unterstützung einfach nur „Danke" sagen zu können! Sie alle zusammen – als Team der Uniklinik – haben ein herausragendes und einzigartiges Umfeld geschaffen, das weit über die reine medizinische Betreuung hinausgeht. Selbst in extremen Situationen haben Sie es geschafft, Lotta – und uns als Eltern in gleichem Maße – jederzeit würdevoll und einfühlsam zu begleiten. In der schwersten Zeit unseres Lebens haben Sie uns eine Perspektive gegeben, die für uns trotz Lottas Tod heute noch unendlich wertvoll ist!

Buchprojekt

Auch ein fast fertiges Manuskript wird nicht einfach so zu einem Buch. Erst recht nicht bei diesem schwierigen Thema. Vielen Dank an alle, die uns auf dem nicht einfachen Weg bis zur Veröffentlichung unterstützt haben. Dies sind insbesondere:
Frau Heil, die als erste Person das fertige Manuskript gelesen hat und uns zu einer Veröffentlichung ermutigt hat. Meike Scheich für die vollständige Korrektur des Manuskripts sowie Constanze Bohg für die vielen Tipps rund um die Veröffentlichung eines solchen Buchs. Und last but not least natürlich dem Manuela Kinzel Verlag für den Mut, diese Geschichte zu veröffentlichen sowie für die stets hilfreiche Unterstützung auf dem Weg zur Veröffentlichung.

Kinder- und Jugendhospiz

Etwas mehr als ein Jahr nach Lottas Tod hatte ich zusammen mit Freunden die Möglichkeit, in unserem stationären Hospiz ein kleines Weihnachtskonzert zu geben. Beim Rundgang durch das Hospizgebäude nach dem Konzert fiel mir auf, dass auch ein ambulanter Kinder- und Jungendhospizdienst angeboten wird. Obwohl Christiane und ich den Hospizdienst schon weit vor Lottas Geburt kannten, wären wir nicht auf die Idee gekommen, dass es auch einen Kinder- und Jugendhospizdienst gibt, dessen Angebot uns während unserer Zeit mit Lotta an vielen Stellen hätte weiterhelfen können. Neben der Begleitung von Kindern und Jugendlichen mit lebensverkürzenden Krankheiten werden z.B. auch Eltern vor und nach dem Tod von Kindern unterstützt.

Nach einer ausführlichen Information über das Angebot des ambulanten Kinder- und Jungendhospizdienstes haben wir uns als mögliche Anlaufstelle für Eltern in vergleichbaren Situationen dazu entschlossen, den Kinder- und Jungendhospizdienst an dieser Stelle näher vorzustellen:

Die Mitarbeiter vom Kinder- und Jugendhospiz begleiten Familien, die von Sterben, Tod und Trauer betroffen sind. Dies gilt insbesondere für Familien mit lebensverkürzend erkrankten Babys, Kindern und Jugendlichen. Gegenwärtig leben in Deutschland ca. 22.600 Kinder und Jugendliche mit lebensverkürzenden Krankheiten. Jährlich sterben 1.500 bis 3.000 junge Patienten an „chronischen" oder „lebenslimitierenden" Erkrankungen.

Ebenso viele Kinder und Jugendliche erkranken neu, bzw. werden mit entsprechenden Diagnosen geboren. Die Dienste stehen Familien ab dem Zeitpunkt der Diagnosestellung und über den Tod hinaus zur Seite. Sie sind auch Ansprechpartner für Familien, in denen das nahe Sterben einer familiären Bezugsperson die besondere Begleitung der Kinder/Jugendlichen erfordert. Sie arbeiten mit eigens dafür qualifizierten Ehrenamtlichen, die regelmäßig eine auf ihre Tätigkeit in den Familien abgestimmte Fortbildung und Supervision erhalten und haben eine eigene für diese Arbeit qualifizierte Koordinationsfachkraft. Dieses Angebot ist für die Familien kostenfrei.

Die Angebote dieser Dienste sind:

- Beratungsangebot für Betroffene, deren persönliches Umfeld und für die professionellen Bezugspersonen
- Psychosoziale Begleitung und spirituelle Unterstützung der gesamten Familie durch eigens für diese Aufgabe ausgewählte und qualifizierte Ehrenamtliche
- Begleitungsangebote für Geschwisterkinder
- Freizeitangebote für Geschwister, bzw. die ganze Familie
- Öffentlichkeitsarbeit, die die verschiedenen Facetten des Themenbereiches ‚Kinder, Tod und Trauer' aufgreift
- Vermittlung von Fachdiensten und ergänzenden Hilfen
- Fortbildungs- und Schulungsangebote für alle, die mit betroffenen Familien arbeiten
- Trauerbegleitungsangebote – z.B. für Kinder, Jugendliche, Eltern und weitere Betroffene –, die in der Regel vernetzt mit anderen Anbietern durchgeführt werden

Derzeit gibt es etwa 120 ambulante Kinder- und Jugendhospizdienste in Deutschland. Der Deutsche Kinderhospizverein e.V. in Olpe hält auf seiner Homepage ein Adressverzeichnis vor, das es jeder Betroffenen Familie ermöglicht einen solchen Dienst in ihrer Nähe schnell und zuverlässig ausfindig zu machen. Die Homepage ist unter folgendem Link zu finden:

www.deutscher-kinderhospizverein.de.

Für Feedback und/oder Rückfragen zum Buch erreichen Sie den Autor unter folgender Emailadresse:

einehandvollliebe@gmx.de

Verwendungsnachweise:

- Verwendung von Auszügen aus dem Lied „Christine" von Bodo Wartke mit freundlicher Genehmigung durch Bodo Wartke. Informationen zu Bodo Warte finden sich auf www.bodowartke.de. Vielen Dank für die Genehmigung!
- Verwendung des Aquarells für die Titelseite von Hildegard Beck mit freundlicher Genehmigung. Vielen Dank!

Impressum:

Manuela Kinzel Verlag
73037 Göppingen

Tel. 07165 / 929 399

www.manuela-kinzel-verlag.de
info@manuela-kinzel-verlag.

1. Auflage 2014

ISBN 978-3-95544-010-7